HEART THINKING《ハートシンキング》

困難をチャンスに変える
メンタル

～7つのメソッド～

加藤史子

プレジデント社

はじめに

今、あなたの心のダメージ度は何%ぐらいですか?

直感でいいので数値化してみてください。

100%でしょうか、80%でしょうか、それとも20%でしょうか?

メンタルトレーナーとして長年、人の心をサポートしてきてわかったのは、**自分の心のダメージを受け入れている人ほど回復が早い**ということです。

もしあなたが高い数値を思い浮かべたとしたら、ダメージをしっかり受け入れているということです。落ち込むことや悩むことは、悪いことではありません。**ちゃんと落ち込める人は、ちゃんと回復できる人でもある**のですから。

逆に、あなたが低い数値を思い浮かべたとしたら、本当に心はダメージを受けていないか、もう一度自分自身に問いかけてみてください。

心の傷がほんの小さなものならば、それに越したことはありません。でも、本当は立ち直れないぐらい落ち込んでいるのに、「こんなのたいしたことじゃない」と思い込もうとしているのではありませんか？

もしもそうなら、**あなたはあなたの心の中にあるすべての感情**

を感じていいのです。どの気持ちも大切にしていいのです。

どんな感情を抱いているあなたも、大切なあなたとして受け入れていいのです。自分を抱きしめていいのです。

絶望しても大丈夫。
泣きたいなら、思いっきり泣いても大丈夫。
苦しいなら、「苦しい」と弱音を吐いても大丈夫。
助けてほしいなら、「助けて」と誰かを頼ってもいいのです。

感情の取り扱い方の基本は、今ある感情を認めて受け入れることです。今ある感情を認めて受け入れて、はじめて変化が可能になります。

まずは今あなたの心の中にある悩みや苦しみ、悲しみ、葛藤、後悔……、それらすべての感情を認めて受け入れ、自分を抱きしめてあげることからはじめましょう。

そして、絶望から立ち上がり、前を向くための第一歩を今ここから踏み出しましょう。

どんな自分も大切な自分です。

どんな出来事さえも乗り越えていく知恵と力を私たちは持っています。

この本のページの先に、あなたの新しい未来が待っています。

HEART THINKING 目次

目次

Method…3

開くドアは必ず見つかる……073

Method…4

心から求めるものに出合う……089

プロローグ

心、再生への3つのフェーズ

何が起きても立ち上がる術を、今こそ身につける

最初にあなたに知ってほしいのは、未来のシナリオは一つではないということです。**私たちにはいつでも無限のシナリオが用意されています。**その中には、最低のシナリオもあれば、最高のシナリオもあるのです。

例えば、自分にマイナスな出来事が起きて心がダメージを受けた場合でも、その先には最低のシナリオも、最高のシナリオも用意されています。最低のシナリオとは以下のようなものです。

最低のシナリオ

自分にとってマイナスの出来事が起こる

↓

心にダメージを受ける

↓

ネガティブ思考に陥り、メンタルが疲弊する

精神状態が不安定になる
↓
心が危機的状況になる
↓
一方、最高のシナリオとは次のようなものです。

最高のシナリオ

自分にとってマイナスの出来事が起こる
↓
心にダメージを受ける
↓
7つのメソッドを活用してメンタルを立て直す
↓
前向きに考えて、今できることを見つける
↓

マイナスの出来事から学び、気づき、それを転機に変えて、人生の新たなフェーズへと力強く進んでいく

このように同じ状況からスタートしても、たどり着く先は大きく違います。最低のシナリオか、最高のシナリオか――、その分かれ目となるのは自分自身のメンタルを立て直せるか否かです。

そんなときに役立ててほしいのが、困難をチャンスに変える7つのメソッドです。そして、**7つのメソッドは、あなたにこの先何が起きようとも、そのたびに立ち上がって最善の新しい道を見つける力を与えてくれます。**

地震や災害、財政危機、パンデミック……、いつなんどき何が起こるかわからない時代だからこそ、何が起きても立ち上がる術を身につけてほしいのです。

仏陀の言葉に次のようなものがあります。

最大の名誉は決して倒れないことではない。
倒れるたびに起き上がることである。

どうか覚えておいてください。

私たちは、何度でも立ち上がることができるのです。

困難をチャンスに変える7つのメソッドとは？

では、７つのメソッドとはどのようなものでしょう。

この後の章で一つひとつのメソッドをあなたにしっかり手渡していきますが、ここではまず7つのメソッドの概要を知っていただきたいと思います。


メソッド1は、**心の落ち着きを取り戻すための方法**です。

不安や緊張などの強いストレスを感じていると、夜眠れなかったり、イライラが募ったり、よからぬ妄想にとりつかれてしまったりするものです。こうした状態から脱し、心の落ち着きを取り戻すことが最初のステップとなります。


メソッド2は、**顔を上げ、ふたたび前を向くための方法**です。

頭の中に浮かんでくるネガティブな妄想を打ち破り、前を向く力をあなたに手渡します。また、今の苦しみを苦しみのまま終わらせるのではなく、苦しみを幸せへの道しるべとする考え方もお伝えしていきます。

メソッド3は、**抱えている問題の解決策を導き出すための方法**です。

もしかしたら、今のあなたは「八方ふさがりだ」と思っているかもしれません。しかし、本当にそうでしょうか。「開くドアは必ずある」のです。メソッド3では、あなたが抱えている問題の解決策を考えるための方法についてお伝えします。

メソッド4は、**あなたが本当に求めているものを知るための方法**です。

前述のように、未来のシナリオは一つではありません。もしもあなたが「自分の進む道は本当にこれでいいのだろうか?」「自分が望むものは他にあるのではないだろうか?」と少しでも思うなら、このメソッドで自分の本当に求めているものに出合ってください。

メソッド5は、**乱れた体調を心の面から整えていく方法**です。

心と身体は密接に関係し合っています。強いストレスを感じていると、不眠や食欲減退、めまい、耳鳴り、頭痛、肩こりなど、身体にもさまざまな症状が表れます。一方、心にアプローチすることによって体調を整えることもできるのです。メソッド5では、心理学の観点から体調を整える方法をお伝えしていきます。

メソッド6では、**もしも家族や大切な人が絶望の淵にいたら、どのような心理的サポートができるか**をお伝えします。

簡単な方法を取り入れるだけで、家族や大切な人が安心して眠れるようになったり、いきづまった心が楽になったりするので、ぜひ試してみてください。

メソッド7では、**自分の力で未来を選ぶ方法**をお伝えします。

この方法を知ることで、あなたはあなたが望む未来をつくっていくことができるようになるでしょう。

7つのメソッドで紹介する方法は、誰もが簡単にできるものばかりです。そして、どれも**気分を前向きに切り替えるパワーがあります**。ぜひ実際に試しながら、自分に合う方法を見つけていただきたいと思います。

「不安・恐れのフェーズ」から「新たな人生のフェーズ」へ

心の再生までのプロセスには、3つのフェーズがあります。

最初のフェーズは、「不安・恐れのフェーズ」です。私たちは大きな試練や困難に遭遇したとき、不安や恐れが大きくなって感情的になります。また、被害者意識が強くなり、「○○のせいで、自分はこんな目にあっている」などと不平不満を言うようになります。絶望にうなだれることもあるでしょう。

今あなたが立っている場所は、この「不安・恐れのフェーズ」かもしれません。でも、忘れないでください。人は大きな困難からさえも学び、成長することができるのです。そのために手渡したいのが、7つのメソッドです。

これからあなたは「学びと成長のフェーズ」へと進み、7つのメソッドを受

心再生までの3つのフェーズ

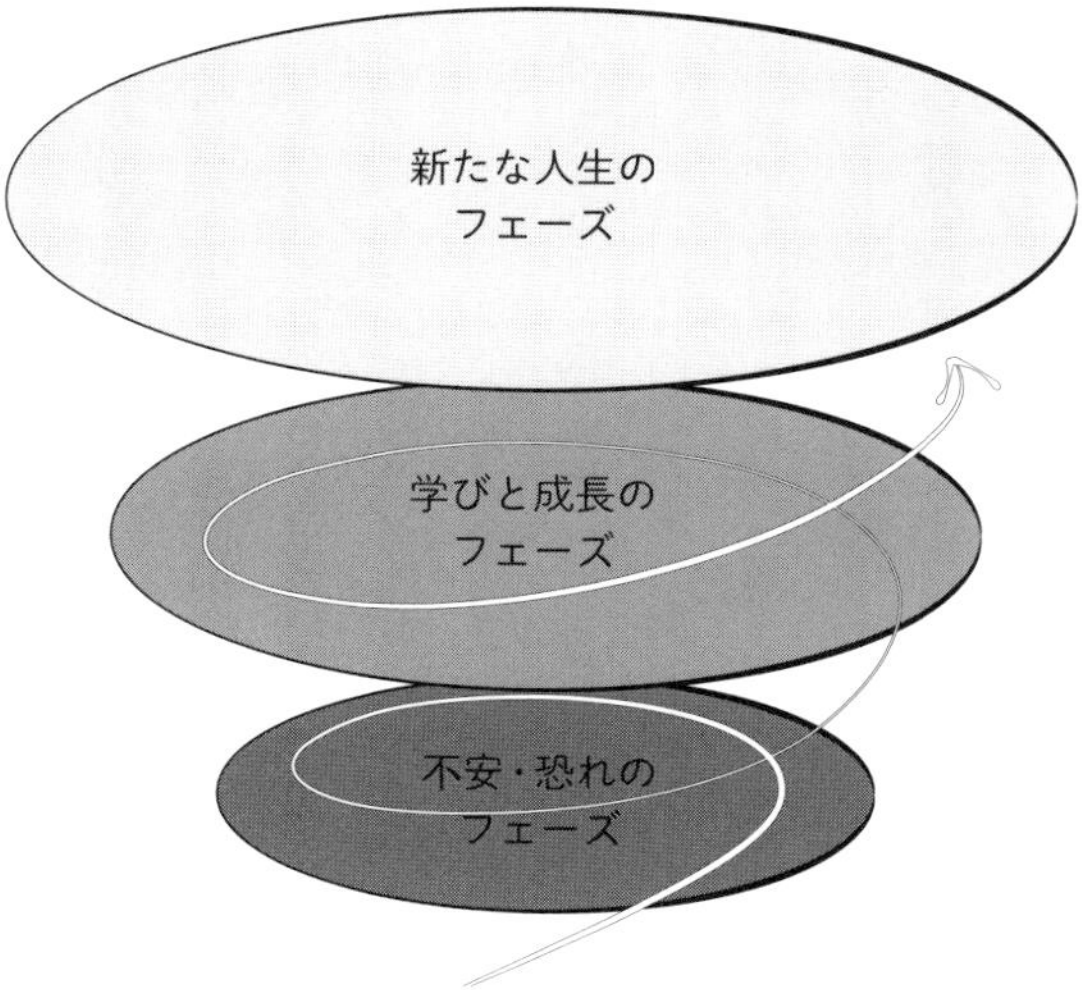

「新たな人生のフェーズ」では、自分の本当に求めるものを手に入れながら、満ち足りた人生を送ることができる。

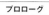

け取ります。メソッドを身につけることで、何があっても冷静に対処できたり、最善の解決法を導き出せるようになります。人を批判しなくてもすむようになり、なにより自分に自信と誇りを持てるようになるでしょう。そして、7つのメソッドを手に入れたあなたの目の前には、「新たな人生のフェーズ」が広がっているはずです。

「新たな人生のフェーズ」では、何があってもなくてもよい気分で過ごせたり、どんな自分も大切な自分であると受け入れることができるようになります。また、周囲の人やさまざまな出来事に対して、自然に感謝の気持ちを持てるようになります。そして、自分の本当に求めるものを手に入れながら、満ち足りた人生を送ることができるようになるでしょう。

さあ、準備は整いましたか。
困難を乗り越えて、未来へ羽ばたくためのレッスンをはじめましょう。

Method…**1**

心の安定・安心を取り戻す

ファースト・ステップ～不安や恐れからの脱出

心配なことで頭がいっぱいになる、不安が大きくなりすぎて心が苦しい、悲観的な考えしか浮かんでこない……。

このように心が強い緊張やストレスを感じると、心臓がドキドキしたり、呼吸が苦しくなったり、何も手につかなくなったり、眠れなくなったりと身体も疲弊してしまいます。それでは冷静な判断もできないし、自分の本来の力を発揮することもできません。

しかし、そんなときでも、自分自身で心の落ち着きを取り戻すことはできるのです。

メソッド1では、不安や恐れから脱し、心の落ち着きを取り戻すためのさまざまな方法をお伝えしていきます。これらの方法は不安や恐れに心を乗っ取られ続けないための、いわば〝緊急避難〟の方法です。

どれも私自身が実践して効果があった方法です。ぜひ試していただき、あなたにぴったり合う方法を見つけてください。

「呼吸」からストレスをコントロールする

不安が大きくなったときや強いストレスを感じているとき、あなたの呼吸はどのようになっているでしょうか？　ストレスを感じている場面を思い出しながら、自分の呼吸の状態を確かめてみてください。

次に、安心してリラックスしている状態を思い出してみましょう。温泉につかってのんびりしているところや、休暇で南の島に行って浜辺で夕陽を見ているところなどをイメージしてみてください。そのとき、呼吸はどのような状態になっているでしょうか？

ストレスを感じている場面では、呼吸は浅く速くなっていませんでしたか？　逆に、安心してリラックスしている場面では、深くゆっくりとしていたのではないでしょうか？

呼吸は、無意識の状態を反映しています。

不安やストレスを感じているときには浅く速くなり、リラックスしているときは深くゆっくりとした呼吸になるのです。

このように呼吸と感情は密接につながっているので、呼吸を意識することによってストレスの状態をコントロールすることができます。不安やストレスを感じる場面では、呼吸を意識してゆっくり深くすることによって、心を落ち着いた状態に切り替えていくことができるのです。

それでは、気持ちが落ち着く魔法の呼吸法を実際に試してみましょう。

これはアメリカの科学者グループHeartMath Institute（ハートマス研究所）が勧めている方法でもあります。

脳とハート（ここでは心臓とハートの両方を指しています）が調和すると、私たちの心と身体はよりよく機能することができるのだそうです。

---

①楽な姿勢で座って目を閉じます。

②手のひらや指で、胸の真ん中あたりに軽く触れます。こうすることで、

意識がハートに向く助けになります。

③鼻でゆったりと呼吸しながら、呼吸を観察します。そのまま1分間ぐらい呼吸を観察すると、徐々に落ち着いてくるのがわかると思います。

④その状態を保ちながら、「感謝していること」や「誰かを思いやる気持ち」「小さな子どもや動物の赤ちゃんなどを可愛いと思う気持ち」の中から一つを選んでそのフィーリングを感じ、3分ほど保ちます。

次第に心が落ち着いていくのを感じることはできましたか？

不安が大きくなって苦しさを感じたときは、この呼吸法で心を整えてみてください。また、不安やストレスを感じる場面だけでなく、日常生活でもこの呼吸法を繰り返し行うと、何かあったときにも動じることが少なくなり、心が安定した時間が長くなっていくでしょう。

この呼吸法は、瞑想の一種です。瞑想はお寺で座禅をくむものと思っている方もいるかもしれませんが、実は日常生活でも簡単にできます。
スティーブ・ジョブズやビル・ゲイツ、イチロー選手、長谷部誠選手なども日々の生活に瞑想を取り入れていました。グーグルをはじめ瞑想を取り入れる企業も増え、オフィスや空港などにも瞑想ルームが設置されるほど、今や瞑想はメジャーなものになってきています。

瞑想にはさまざまな種類がありますが、もっとも基本となるのは、ただ呼吸に意識を集中して観察するというものです。

呼吸に意識を集中することで、頭の中にある思考やイメージを遮断するとともに、出来事に対する感情的な反応をつかさどる前頭前野の回路を強めることができます。これを繰り返し行うことで心を鎮め、負の感情の悪影響を減らすことができるのです。

例えば、朝の通勤電車で自分の呼吸を数分間観察してみるだけでも、落ち着いた状態で仕事をはじめることができるでしょう。また、帰りの電車やお風呂につかりながら紹介した呼吸法を行うと、一日のストレスをリセットできます。

慣れてきたら、バリエーションをつけてみるのもお勧めです。

例えば、数を数えながら呼吸をして、自分にとって最適な呼吸のリズムを見つけていくのもよいでしょう。ゆっくり息を吐き出すときには1、2、3、4と数えながら行います。多くの人は7～10カウントで息を吐き切るでしょう。鼻から息を吸うときは自然に吸い込みます。呼吸とカウントすることに意識が向くため、不安や緊張から気持ちを切り替えることにもなります。

色のイメージと呼吸を組み合わせるのも効果的です。例えば、自分の中のネガティブな灰色のエネルギーを体外に放出するイメージで息を吐き出し、息を吸い込むときは金色に輝く希望のエネルギーなど自分が取り込みたいものをイメージすることによって、さらに効果的に心の状態を変化させていくことができます。

一瞬で心の落ち着きを取り戻したいときは？

不安や緊張が大きくなったときに、一瞬にして落ち着きを取り戻す方法もぜひ覚えておきましょう。

「地に足がつかない」「頭の中が真っ白」「うわのそら」という言葉があるように、ストレス状態にいるとき、私たちの意識は身体の上の方にあります。

逆に、「落ち着いている」「冷静沈着」「地に足がついている」という言葉が示すように、心が落ち着いているときは意識が下の方にあるのです。

つまり、身体の上の方にある意識を下に下ろせば、不安や緊張が緩和され、一瞬にして心の落ち着きを取り戻すことができるということです。

「臍下丹田《せいかたんでん》」という言葉をご存知の方も多いでしょう。臍下丹田は、おへそから指4本分、5cmほど真下の下腹部で、身体の厚みの中心部分の辺りになります。この臍下丹田の位置を意識するだけで、一瞬にして落ち着きを取り戻し、冷静な判断ができる状態に切り替えられるのです。

臍下丹田を意識するかしないかでどのような違いが表れるか、講演や講座などではみなさんに二人一組になって実験をしてもらっています。あなたもぜひ試してみてください。

①二人一組になって向かい合わせに立ちます。

②一人は「頭、頭、頭」と言いながら頭に意識を集中し、もう一人は相手の肩の辺りを押します。

③次に、「お腹、お腹、お腹」と言いながら臍下丹田に意識を集中し、もう一人は先ほどと同じように相手の肩の辺りを押します。

この実験で、どのような違いが表れると思いますか？

頭に意識を集中しているときは、押されるとよろめいてしまいます。しかし、臍下丹田に意識を集中すると、押されてもびくともしないのです。まるで身体の軸が強固になったかのような変化があります。そして、これが**地に足がついて冷静な判断ができる状態**ということなのです。

私の修士論文の研究で中学生約１００名にこの方法を教えて実践してもらったところ、心が落ち着くのに加え、集中力や理解力が増すという結果が出ました。話を聞くときに臍下丹田を意識すると、今までよりも話が理解できるようになったという感想が多く聞かれたのです。**臍下丹田を意識すれば、判断力とともに、集中力や理解力も上げることができる**ということです。

また、ある友人は、走りながら臍下丹田を意識することは**雑念を手放すことにもつながる**という体験を語ってくれました。何かを考えないようにしようとしてもなかなかうまくいかなかったのに、走りながら臍下丹田に意識を集中することで、いつのまにか雑念を手放せている自分に気づいたというのです。雑念を手放し、心の静けさを取り戻すために、ぜひ臍下丹田に意識を向けてみてください。

気持ちを楽に穏やかにする「5つの質問」

心が苦しくなったときに、試してみてほしい瞑想法があります。それが、「セドナメソッド」です。

セドナメソッドは、レスター・レヴェンソンが約50年前に開発したものです。日々抱えている欲求不満や心配、嫉妬、ストレス、恐れの感情、時には身体の痛みからも解放される手法として、世界中の人びとが体験し、その効果を実感しています。

セドナメソッドのやり方はとてもシンプル。ネガティブな感情が湧き上がってきたり、心が苦しくなったりしたときに、簡単な5つの質問を自分自身に投げかけ、その質問に答えていくだけです。質問の答えは、「はい」でも「いいえ」でもかまいません。答えていくだけで、心が楽に穏やかになっていきます。

5つの質問とは以下のものです。

今、何を感じていますか？
今、感じている感情があることを認めることはできますか？
その感情を今だけでもいいので手放すことはできますか？
その感情を手放しますか？

いつ手放しますか？

5つの質問に答え終わったら、また新しい感情が芽生えてくるでしょう。そうしたら、その感情に対しても同じように5つの質問を繰り返していきます。これを心が楽になるまで続けるのです。

それでは、体験してみましょう。

---

①今、何を感じていますか？

目を閉じて自問し、自分の内側に目を向けていきます。

②今、感じている感情があることを認めることはできますか？

そう自分に問いかけ、その瞬間、頭の中でどのような考えや感情を抱いていたとしても、その感情を受け入れて認めます。

③その感情を今だけでもいいので手放すことはできますか？

感情の扱い方を自分の心に問いかけます。答えは「はい」でも「いいえ」でもかまいません。

④その感情を手放しますか？

感情を手放すかどうかを自分の心に問いかけます。「はい」でも「いいえ」でも、頭に浮かんだ答えを素直に答えてかまいません。

⑤いつ手放しますか？

感情を手放す時期を自分の心に問いかけます。答えが「今」であっても、「今すぐ」ではなかったとしても、どちらでも大丈夫です。

前述のように、どんな感情であっても「感じてはダメだ」と否定したり、「たいしたことはない」と無視したりするとなかなか消えてなくなりません。否定するのではなく、無視するのでもなく、感じていることを認めることができると、感情を手放すことが可能になるのです。

心が苦しくなったときは、この5つの質問を自分が楽になったと感じるまで繰り返してみてください。質問の答えが「はい」「いいえ」のどちらであったとしても、心がほどけて楽になっていくでしょう。

心と身体をもみほぐし、緊張をリセット

頭痛やめまい、肩こり、食欲不振、不眠……。そんな心身の不調を感じてはいませんか？　そういうときは、日々の暮らしの中で自律神経を整える時間をつくってみてください。

自律神経には、起きているときや緊張しているときに働く交感神経と、寝ているときやリラックスしているときに働く副交感神経があります。

ストレスや緊張を感じ続けると交感神経だけが働き続け、自律神経のバランスが乱れてしまいます。自律神経の乱れは精神面だけではなく、内臓や骨格、筋肉などにも影響し、多くの不調を引き起こします。

新板橋クリニックの院長である清水公一先生は、自律神経を整えるには硬くなったお腹をもむことが効果的であるとし、治療に取り入れています。
その方法をご紹介しましょう。

---

①イラスト（37ページを参照）で示したお腹の部分をゆっくりと押す

姿勢は、立っていても、座っていても、寝ていてもかまいません。まずは、みぞおちとおへその中間をゆっくりと押します。硬くなっているときは、ストレスや緊張によって自律神経の束が固まっている状態です。次に、みぞおち周辺をゆっくりと押してみましょう。おへその横も左右ゆっくりと押します。

②硬くなった部分を手で優しくもみほぐしながら、自分に声をかける

「よくがんばっているね」「大丈夫だよ」「安心していいよ」「ありがとう」などと声かけをしながら、自分の心と身体をいたわるように優しくもみほぐしていきます。

③逆腹式呼吸によって、さらに自律神経を整える
まずお腹を引っ込めたまま、めいっぱい息を吸い込みます。吸ったら息をいったん止めて、お腹をめいっぱい膨らませます。膨らませたままで、口から「は～」と息を吐き切ります。

清水先生は、この方法を「リセットメント」と名づけ、自律神経を整えるために一日に30回ほど行うことを推奨しています。

私自身も心配事があるとストレスからお腹が硬くなるので、清水先生の方法を取り入れて頻繁にお腹をもみほぐしながら、自分自身に声をかけています。ストレス状態が続いて心身ともに疲れているときこそ、自分自身を優しくいたわり、安心する言葉をかけてあげることが大切なのです。

どんな状況でもリラックスできる心身へ

ここまでは、不安や恐れが大きくなったときに心の落ち着きを取り戻す方法、

みぞおちとおへその中間と周辺を押す

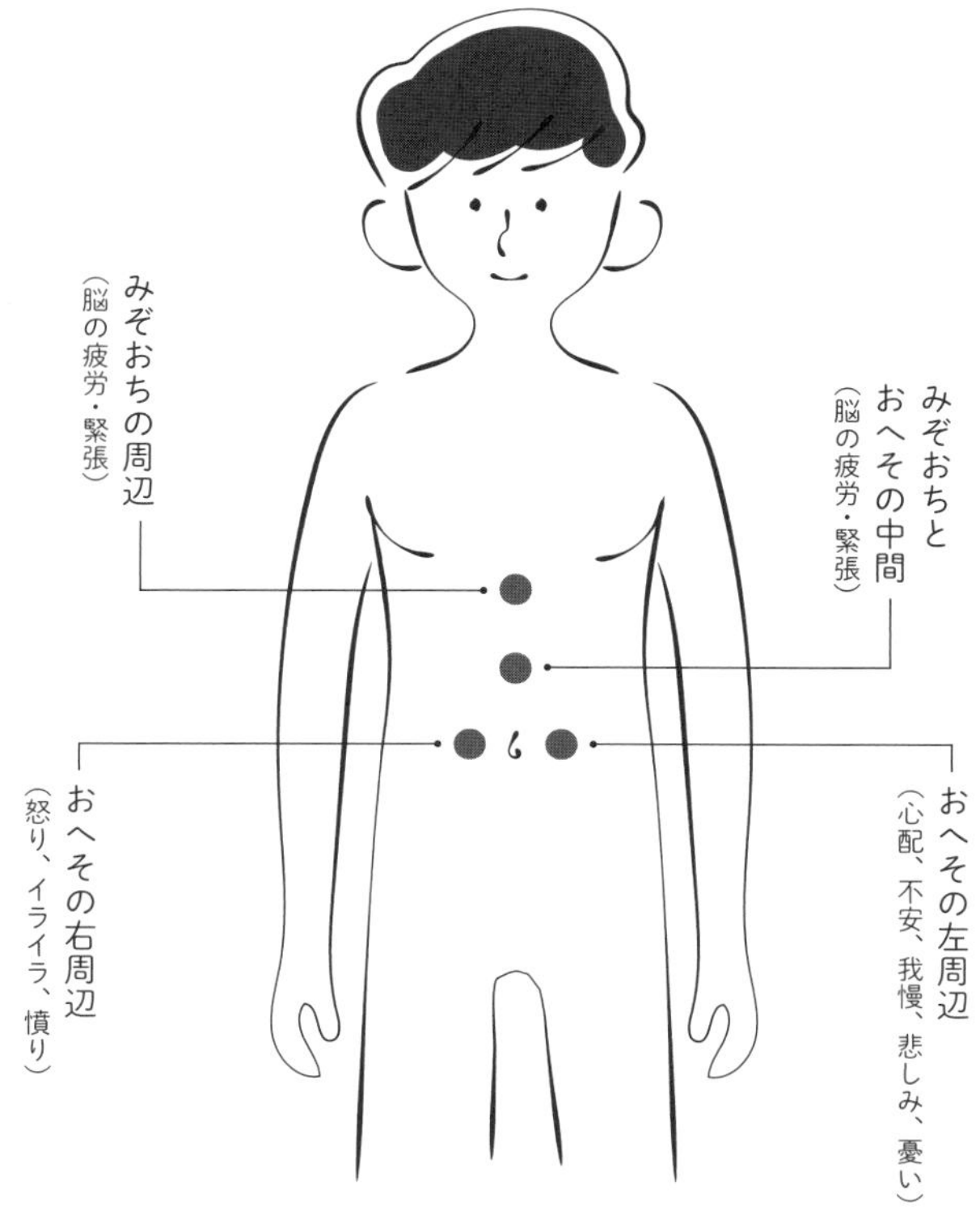

そして疲れた心と身体をいたわる方法をお伝えしました。次は、どのような困難も乗り越えていける心と身体をつくる方法をお伝えしましょう。

そのためのキーワードは「リラックス」です。

脳が脅威を感じると、交感神経が活発になってアドレナリンが放出され、視床下部から分泌されるホルモンが副腎を刺激し、コルチゾールが放出されます。それが高じると、生き残りに必要でない身体機能はほとんど停止してしまいます。消化は遅くなり、血管は収縮し(筋肉中の大きな血管は肥大)、聴力は弱まり、視野は狭まり、心拍は速まり、口はカラカラになるのです。

こうした急性ストレス反応が長く続くと、怒りやふさぎ込み、不安、胸の痛み、頭痛、不眠、免疫不全など、心身にさまざまな負の影響が表れます。

ストレスに対する脳と身体の反応を変化させる方法が「リラックス」です。これから試していただくのは、リラクゼーションをマスターするための第一歩となるものです。

それではやってみましょう。

①椅子に座わり、鼻から息を深く吸って、口から「ふーっ」と息を出すのを3回繰り返します。

②次に、つま先に意識を向けます。つま先を感じて、少し動かします。

③つま先を丸めてから伸ばし、鼻から息を深く吸って、口からゆっくり吐き出します。つま先がだんだん重くなるのを感じることはできるでしょうか。

④今度は、足首、膝、太ももを順番に緩めていきます。足が重くなって椅子の中に沈んでいくように感じてみましょう。

⑤背筋は伸ばしたまま、お腹の筋肉を緩めましょう。

⑥次に、胸を緩めていきます。深く息を吸って吐いて胸を緩めてみましょう。

⑦心臓の音を感じて、その周りの筋肉を緩めていきます。心臓は身体に血液と酸素を送り出す筋肉なので、他の筋肉と同じように緩めることができます。胸の中心に意識を集中して、胸の筋肉がリラックスするのを感じてみましょう。深く息を吸って、さらに筋肉を緩めながら心臓の鼓動を感じてください。息を吐いて、もう一度胸の筋肉を緩めることに集中してみてください。心臓は迷走神経を通じて延髄という脳幹の一部とつながっています。リラックスして呼吸をゆっくりすることで迷走神経を活性化させると、副交感神経が刺激されて心拍数や血圧が下がるのです。

⑧次に肩をリラックスさせ、その後に首と顎《あご》をリラックスさせます。舌を口の底に落とします。目と額《ひたい》を緊張させてから緩めましょう。

――⑨最後に、身体のすべての筋肉を緩めていきます。

身体の緊張を緩めることで、心の緊張をほぐす方法です。この方法を普段から練習しておいて、不安や恐れを感じたときにリラックスできるようにしておきましょう。そうすれば、困難に遭遇したときでも、リラックスした心と身体で冷静な判断ができるようになります。

心の状態を切り替える「スイッチ」を獲得する

メソッド1の最後にあなたに手渡したいのが、心の状態を切り替える「スイッチ」です。

落ち込んでいる気持ちを今すぐ前向きに切り替えたい、イライラしている自分を落ち着いた状態に切り替えたい……。そんなときにこのスイッチを持っていたら、思いのままに心の状態を切り替えることができます。

頭の中にレモンを思い描くと、口の中に唾液が出てきませんか？

レモンは酸っぱいということをすでに知っているので、レモンを頭の中に思い浮かべるだけでも身体が反応するのです。

何かを想像すると身体にも変化が生じるこのしくみを利用して、自分が望む状態に切り替わるスイッチをつくることを「アンカリング」といいます。

例えば、落ち着いて冷静に対処できた過去の記憶を思い浮かべたとき、私たちの心の中には冷静な感覚と乗り越えられた自信がよみがえってきます。これを複数回繰り返すことにより、落ち着きと自信のある状態に切り替わるスイッチができあがるのです。

頭で考えて状態を切り替えるのではなく、反応する回路を強化して反射で切り替えるわけです。そのため、頭で切り替えることが難しくても、反射として切り替えられるようになります。

さて、どんな状態にでも切り替えられるとしたら、あなたはどんな状態に切り替えたいですか？

「落ち着いた状態」「安心感を抱いている状態」「前向きな状態」「自信がある状態」「喜びに満ちあふれた状態」……。あなたの切り替えたい状態をイメージしてください。

イメージができたら、以下の手順に沿って切り替えのスイッチをつくっていきましょう。

①切り替えたい状態を決めます。例えば、「落ち着いている」「安心感がある」「前向きになっている」などです。

②その状態になった過去の記憶を一つ思い出します。例えば、「〇〇さんと話をしていたとき」「雄大な自然を見たとき」などです。

③その過去の記憶にふさわしい色を一つ選びます。例えば、「青」「緑」「朝

日の色」などです。

④③で決めた色の輪が目の前にあることをイメージして立ちます。

⑤望む状態になった過去の記憶を思い出し、その思い出に浸りましょう。

⑥望む状態になったと感じたら、一歩前に踏み出してその色の輪の中に入ります。そして、過去の記憶を十分に思い出しながら、その状態の感覚と自分が決めた色の輪の感覚を同時に感じましょう。このことで、体験と色がつながる新しい脳の神経回路がつくられていきます。

⑦一歩後ろに下がって、輪の外に出ます。状態をリセットするために深呼吸したり、少し身体を動かしたりしましょう。

⑧④〜⑦を後4回繰り返します。繰り返すことで、新しくつくられた回路を強化していきます。

⑨今度は過去の記憶は思い出さず、③で決めた色の輪が目の前にあることをイメージし、その輪の中に入ります。そのとき、自分の状態がどのように変化しているのかを確認しましょう。

回路が十分にできていれば、色の輪をイメージして中に入るだけで、望む状態に切り替わることができます。切り替わらないと思う場合は、もう一度④〜⑦を3回ぐらい繰り返してみましょう。

⑩今つくったスイッチの輪を使って自分が望む状態に切り替えながら、未来で自分がどのように振る舞っているのかをイメージします。

⑪今つくったスイッチの輪をポケットの中にしまうところをイメージします。そして、使いたいときはいつでもこのスイッチの輪を取り出して使えることを覚えておきましょう。

感情や身体の状態は、意志でコントロールすることが難しいところがあります。「恐れてはダメだ」と思っても恐くなってしまいますし、「怒ってはいけな

い」と思っても怒りが抑えられないときもあるでしょう。しかし、この方法で感情が切り替わる神経回路をつくっておけば、自分が望む状態にたやすく切り替えることができます。

落ち着くスイッチ、安心するスイッチ、前向きになるスイッチ、リラックスするスイッチ、優しくなるスイッチ、楽しくなるスイッチ、自信に満ちあふれているスイッチなど、さまざまな状態に切り替えるスイッチをつくることができます。

あなたの欲しいスイッチをいくつでもつくってみてください。

Method...**2**

顔を上げ、ふたたび前を向く

問いかけで、ネガティブな妄想を打ち破る

メソッド1では、不安や恐れから脱し、心の落ち着きを取り戻すための方法をお伝えしました。あなたにぴったりの方法は見つかったでしょうか？

メソッド2では、ネガティブな妄想を打ち破り、困難の中にもプラスの面を見つけ、そしてふたたび前を向くための方法をお伝えします。

その一つが、自分の考えを検証する質問を自分自身に問いかけてみる方法です。不安が襲ってきたり、ネガティブな考えに支配されたりしたときは、以下の質問を自分自身に問いかけてみてください。

その考えの、事実はどこまでで、想像はどこからですか？

あなたに伝えたいのは、ネガティブな妄想が苦しみをつくり出しているということです。私たちは、事実に基づいて考えていると思い込んでいますが、多くは事実からネガティブな妄想をしていて、ネガティブな妄想が苦しみをつくり出しているのです。

例えば、私が「このまま赤字が続けば経済的に苦しい。もう生きていけない」と悩み苦しんでいるとしましょう。「このまま赤字が続けば経済的に苦しい」ということは事実です。しかし、「(経済的に苦しいから)もう生きていけない」というのは妄想です。赤字でも、経済的に苦しくても、生きていくことはできます。決して人生の終わりではないのです。

現実と想像の部分とを分けて考え、想像の部分を肯定的なものに変えてみましょう。そうすれば、自分の受け取り方や思考パターンに縛られた、苦しい現状を変えていくことができます。

私自身のことを少しお話しします。東日本大震災の後、わが家の収入は激減しました。稼ぎ頭である夫が働くことをやめてしまったからです。私の収入だけで家族4人を養わなければならなくなり、家賃や生活費、二人の息子の学費をどうすれば捻出できるのかと悩みました。

そこで、私たちは千葉県の舞浜から長野県の安曇野に移り住む選択をしたのです。それは、私たち家族にとって生きていくための決断でした。しかし、移り住んでみてわかったのは、マイナスよりもプラスの方がはるかに大きいということだったのです。

最初の発見は、都会の当たり前と田舎の当たり前は違うということでした。どちらがよくて、どちらが悪いというのではありません。地域によって当たり前が違うのを発見したことにより、これまで自分が信じてきた当たり前に縛られる必要はないんだということに気づいたのです。

例えば、舞浜に住んでいたときはリゾートホテルで外食するのが私の楽しみでした。しかし、高級ホテルの食事よりも、とれたての野菜は比べ物にならないほどおいしいのです。高いお金を払わなくても、田舎では豊かで健康な食生活が送れます。また、私はお花が大好きなので、舞浜ではフラワーアレンジメントを楽しんでいました。でも、安曇野に住んでみたら至るところに花が咲いているので、フラワーアレンジメントをする必要もなくなりました。

目に映る安曇野の風景は、美しい絵画のようです。広い空が一面に広がり、空気の匂いも、聞こえる音も都会とはまったく違います。

鳥のさえずりを聞きながら目覚め、トンビの鳴き声を聞きながらお茶を飲み、カエルの鳴き声を聞きながら眠る。ゆっくりゆっくり時間が流れていきます。

こんなにも豊かな暮らしがあることを、私は安曇野に住むまで知りませんでした。今でも仕事で都会に出ますが、もう都会では暮らせないと思うほどです。

東日本大震災直後の私のように、もしもあなたが何かのきっかけで生活が変わってしまうことに不安を感じているとしたら、こうお伝えしたいと思います。

何かがきっかけで生活が変わってしまったとしても、不幸になるとはかぎらないのです——と。

頭の中の声を「プラスワード」に変換すると……

不安が大きくなっているとき、頭の中にはどのような声が聞こえているでしょうか？

「この困難はいつまで続くんだろう？」

「もう無理かもしれない……」

「自分はなんてダメなやつなんだ」
「逃げ出したい……」

頭の中にそんなマイナスワードが聞こえてくると、どんどん不安になって恐怖を感じます。しかし、それをこんな言葉に切り替えてみたらどうでしょう？

「大丈夫！」
「なんとかなる」
「私ならできる」
「今できることをやろう」

頭の中の声をこのようなプラスワードに切り替えていくと、心の状態も切り替わっていきます。そして、落ち着きや冷静さを取り戻し、前向きな気持ちになることができるのです。

頭の中に聞こえてくる声は「自動思考」というものです。

普段、私たちはこの声に気づいていませんが、実はこの**頭の中に聞こえてくる声が感情や身体の状態をつくり出しています**。そのため、状況は変わらなくても、頭の中の声を切り替えることで感情や身体の状態を切り替えていくことができるのです。

講演や講座では、みなさんに次のような実験をしてもらっています。この実験で、言葉が自分自身にどれほど影響を与えているかを実感できると思いますので、ぜひ試してみてください。

①二人一組で向かい合って立ちます。

②一人が片腕を水平に肩の高さまで上げ、力を入れて水平を保ちます。もう一人は、相手が上げた腕を静かに上から押しながら、どのぐらいの力があるのかを確かめましょう。

③次に、片腕を下ろし、「どうしよう」「やっていけない」「もうダメだ」「こ

れ以上無理」「自分には何もできない」「ついていない」「もうイヤ」「なんと言われてしまうだろうか」「お先真っ暗」「逃げ出したい」という一連の言葉を心をこめて3回言います。

④言い終わったら、また片腕を水平に肩の高さまで上げ、力を入れて水平を保ちます。もう一人は、相手が上げた腕を静かに上から押し、先ほどとパワーがどのように変化したのかを確認します。

⑤次に、片腕を下ろし、「大丈夫!」「なんとかなる」「自分を信じる」「未来を信じる」「すべてはうまくいく」「私ならできる」「今できることをやる」「どんどん落ち着いてくる」「みんながついている」という一連の言葉を心をこめて3回言います。

⑥言い終わったら、また片腕を水平に肩の高さまで上げ、力を入れて水平を保ちます。もう一人は、相手が上げた腕を静かに上から押し、先ほどとパワーがどのように変化したのかを確認します。

言葉は私たちに大きな影響を与えている

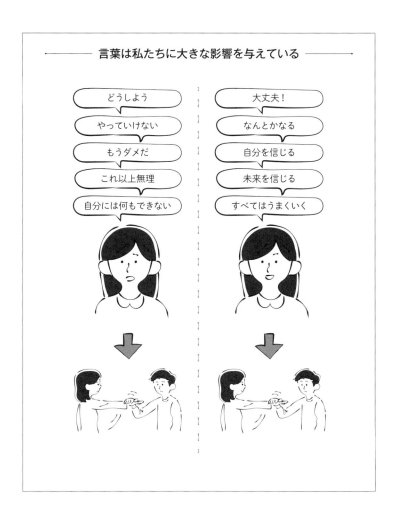

どのような変化が表れると思いますか？

講演や講座では、約9割の方が**マイナスワードを言うとパワーが弱まり**、**プラスワードを言うとパワーが強まる**ことを実感します。そして、言葉の違いによってこんなにもパワーが変化するのかと驚いています。

しかも、マイナスワードを言葉にするとパワーだけでなく、気分も落ち込んでいき、逆にプラスワードを言葉にするとパワーはもちろん、気持ちも前向きに変化していくのです。

頭の中に聞こえる言葉は無意識に出てきているので、普段は気づいていないことが多いでしょう。これからは頭の中の言葉を意識的に切り替えながら、自分の心の状態を変化させてみてください。

あなたにとって、一番パワーが出る言葉は何でしょう？

例えば、「大丈夫！　なんとかなる」「私ならできる」「みんながついている」など、あなたにとって一番パワーをもらえる言葉を見つけておきましょう。そして、不安や恐れが大きくなったと感じたら、お守りとしてその言葉を唱えてみてください。気持ちが前向きに変化し、あなたの本来のパワーを取り戻すことができるでしょう。

「パワーアップクエスチョン」で前を向く

前項では、頭の中に聞こえてくる声をネガティブワードからプラスワードに意識的に切り替えることで、感情や身体の状態も切り替えることができるとお伝えしました。

ここでは、さらにパワフルに感情や身体の状態を切り替える方法をお伝えしましょう。それは、自分自身に質問をすることです。

質問には2種類あり、**自分の感情や身体の状態をよくしていく質問を「パワーアップクエスチョン」と言います**。反対に、自分の感情や身体の状態を悪くしてしまう質問を「パワーダウンクエスチョン」と言います。

例えば、以下のような質問がパワーダウンクエスチョンです。


「どうしてこんなことになってしまったのだろう？」

「この先、どうなってしまうんだろう？」

「収入が減ってしまって生活できるだろうか？」


このような質問が頭の中で聞こえてくると、不安や恐れがどんどん大きくなってしまいます。

逆に、パワーアップクエスチョンは以下のようなものです。


「今できることは何だろう？」

「どうすれば乗り越えられるかな？」

「乗り越えた先にはどんな未来が待っているだろう？」

「どうすれば生活していくことができる？」

「未来はどんなふうに自分の想像を上回っていくだろう？」

このような**質問を自分に問いかけると、気分が前向きになり、今できることに焦点があたっていきます。**

実は、**質問にはすごいパワーがあるのです。**私たち人間は、質問されると自然と答えを見つけようとするため、質問を理解しようとしてその文章に含まれている前提を無意識に受け入れます。

例えば、「どうすればうまくいくかな?」という質問には、「どうにかすればうまくいく方法はある」「そのうまくいく方法は見つけることができる」ということが前提として含まれているのです。

もちろん質問ではなく、例えば「必ずうまくいく」といったプラスワードを言うのもいいのですが、そうした言葉を言ってもうまくいかない気がしてしまう人は質問という形にしてみてください。抵抗なく受け入れることができて心を切り替えやすくなります。

自分の気持ちを前向きに切り替えられる質問を前もって見つけておきましょ

う。そうすれば、不安や恐れが強くなったときでも、パワフルに感情や身体の状態を切り替えていくことができます。

また、誰かの気持ちを切り替えてあげたいときは、相手に質問することで、相手の気持ちを切り替えていくこともできます。例えば、誰かがひどく落ち込んでいる様子なら、「この困難を乗り越えたら何をしたい？」という質問も相手の気持ちを切り替えるのに効果的です。質問に含まれている「この困難は必ず乗り越えられる」「自分のしたいことができるようになる」という前提が相手に伝わることで、さりげなく勇気づけることができるでしょう。

バラ色人生ゲーム ～未来を描くレッスン

前向きな気持ちやパワーを少しずつ取り戻せてきたでしょうか？

次は、「バラ色人生ゲーム」でポジティブな未来を思い描いてみましょう。「まだそんな気持ちになれない」という方も、これからポジティブな未来を思い描いていくためのレッスンとしてぜひ試してみていただきたいと思います。

バラ色人生ゲームとは、0歳をスタートにして、サイコロを振って出た目の数だけ年齢を足していきながら、その年齢で「どんな人生だったらうれしいのか」を考え、架空の人生を紙に書き出していくというレッスンです。

このバラ色人生ゲームを、息子が通っていた浦安市の見明川小学校の5・6年生約120名にキャリア教育の授業の中で実践させていただいたことがあります。子どもたちに実践してみてわかったのは、はじめのうちは自分にとってうれしい未来を思いつかない子どもたちも、ゲームの中で**何回も繰り返しバラ色の人生を思い描いているうちに、うれしくなる未来をどんどん思い描けるようになる**ということでした。

バラ色人生ゲームを1回行うと、トータルで25回ほどポジティブな未来を想像することになり、今まで使ったことのない脳の回路が使われます。私たちの**脳は使った部分が発達するため、ポジティブな未来を繰り返し想像すれば、ポジティブな未来を思い描くことができる回路が発達する**のです。

当時、私の息子は小学校1年生だったので、学校ではなく家族でバラ色人生ゲームをしました。最初、息子は自分の未来を思い描くことが難しい様子でしたが、一度バラ色人生ゲームを体験したら次の日から自分にとっての最高の未来を更新していくようになりました。経験を積んで見える世界が広がるたびに、「こっちの未来の方がさらに楽しいかもしれない」と自分の未来を更新してぃる息子を見ながら、**一度ポジティブな未来が描けるようになると、それからは最高の未来を描き続ける能力が身につく**ことがわかったのです。

子どもに限らず、大人にとっても素晴らしい未来を思い描く力をつけることは必要なことです。そして、これから新しい未来を再構築したいと願っている方にとって、この能力はとても重要だと思います。

では、バラ色人生ゲームのやり方をご紹介しましょう。

---

①紙とペンとサイコロを用意します。

②紙にスタート地点を決めます。ここが誕生（0歳）となります。

③サイコロを振って出た目の数だけ年齢を足し、その年齢で最高に幸せだと思うことを紙に書きます。例えば、3が出たら3歳です。3歳で最高に幸せだと思うことを書きます。これは架空の人生を描いていくゲームなので、実際に起きたことではなく、こうだったら素敵だなと思うことを書いてください。

④もう一度サイコロを振り、出た目の数だけ年齢を足し、その年齢で最高に幸せだと思うことを紙に書きます。例えば、次に4が出たら、3に4を足して7歳です。7歳で最高に幸せだと思うことを書きます。

⑤自分の人生が終わるところまで、これを繰り返します。

一人でもできますし、家族や友人などとやってみるのもいいでしょう。何人かで順番にサイコロを振りながら最高に幸せな未来を描いていくと、自分だけではなく、人が想像する未来も同時に体験することができます。

現在の自分の年齢までは、過去のことを想像する形ですが、子ども時代にこうだったらよかったと思うことを自由に書きながら、ポジティブな想像をするトレーニングをしていくことで、未来を想像するときもポジティブに思い描くことができるようになっていきます。

また、実践してみてわかるのは、バラ色人生ゲームで描いた人生を眺めると自分が何を求めているか、つまり「**自分の幸せな未来に必要な価値観**」**が表れている**ということです。新しい未来を再構築していくためにも、そして自分の幸せな未来に必要な価値観に気づくためにも、ぜひバラ色人生ゲームを使ってレッスンをしてみてください。

困難に遭遇したときほど、そこに光を見つける

私たちは困難な事態が起こると、自動的にマイナスの側面ばかりに目が行きがちです。マイナスの側面が見えていることはリスクを回避するためには大事なことですが、マイナスの側面ばかりを見ていると不安がどんどん大きくなり、

未来に対しても悲観的な見方しかできなくなってしまいます。

だからこそ逆に、**困難に遭遇したときほど、意識的にプラスの側面を見つけていくと心が安定し、精神力も強くなっていきます。**困難の中にプラスの側面を見つけるというのはなかなか難しいことですが、トレーニングをすることで自然とできるようになっていくものです。

例えば、眼科医でアンチエイジング医学の研究・普及に取り組む坪田一男先生は、著書『ごきげんな人は10年長生きできる ～ポジティブ心理学入門』の中で、**毎日その日にあった「3つのよいこと」を書き出そうとすると、脳は一日の出来事を振り返って「よいこと」だけを探し始め、これを毎日続けるとポジティブな思考の神経ネットワークが形成・強化され、何事もポジティブに考えやすい脳がつくられていく**ことを紹介しています。

ある実験によると、「3つのよいこと」を1週間毎日書き続けたグループは、1カ月後、3カ月後、6カ月後の追跡調査でも、それをしなかったグループよりも幸福度が高く、落ち込む回数が少なかったそうです。ハーバード大学の学生たちにもこのトレーニングが実施され、実際にうつ病予防に効果を発揮していることのことです。

オックスフォード大学の感情神経科学センター教授であるエレーヌ・フォックス氏によると、楽観的な気質とは、「ものごとは必ず打開できる」「どんなことがあっても必ず対処できる」という未来に真の希望を抱くことができる人のことだといいます。今こそ、「どんなことがあっても必ず打開できる」という思考で生きることが求められています。

それでは、「よいこと」を見つけるレッスンをはじめましょう。

---

①今日のよかったことを10個見つけて書き出してみましょう。「天気がよくて気持ちいい」「味噌汁がおいしかった」「電車で席を譲ったら、ありがとうと言われた」などなんでもいいので、よかったと思うことを10個見つけてみましょう。

②今、あなたが遭遇している困難の中によかったことがあるとすればそれは何ですか？　どんなことでもいいので書き出してみましょう。

③この困難を乗り越えた後の最高の未来を考えてみましょう。

④書き出したものを眺めてみましょう。

「よいこと」をいくつ見つけることができましたか？

私は毎日10個のよかったことを見つけてノートに書き出していますが、この作業をすることで**驚くほど心の状態がよくなる**ことを実感しています。そして、毎日続けることで、イイ気分でいられる時間が持続するようになってきました。同時に、運もよくなってきています。運気を上げるには、イイ気分でいられる時間がどれだけあるかが鍵になっているのです。

「にもかかわらず笑う」ことが大事なのだと、ザ・リッツ・カールトン・ホテル・カンパニー日本支社の元支社長・高野登さんはいいます。どのような出来事の中であっても、笑うための種を探し、笑い合える仲間を見つけ、笑う機会をとらえながら生きていくことで、生命力の根源である免疫力を高めていくことが大事なのだ——と。

どんな困難に遭遇しても、その中に光を見つけましょう、「にもかかわらず笑う」ことを大切にしましょう。その光があなたの未来を照らし、その笑いがあなたを元気づけてくれます。

苦しみこそが、幸せへの道しるべに

長い人生の中には、いくつもの逆境があります。

「あのときは苦労したけど、あのことがあったおかげで今の自分がある」という経験があなたにもあるのではないでしょうか？

例えば、私は会社員だった頃に上司からパワハラを受け、心も身体もボロボロになり病気になってしまいました。自分の心と身体を立て直したい――、その一心で学びはじめたのが心理学です。そして、夢中になって学んでいたら、いつのまにか心の切り替え方のプロになっていました。当時はつらかったけれど、あの出来事のおかげで私は精神的に強くなり、本当にやりたい仕事にも出合えたのです。

私の周りにも人生の深い谷を経験したからこそ、大切なことに気づき、そこから自分が本当に望む人生を手に入れた人たちがいます。その人たちの共通点は、**人生の谷に自分にとって本当に大切なことを見つけたこと**です。

心理学の勉強をはじめたころに、プロセス指向心理学の創始者であるアーノルド・ミンデル博士のワークショップに参加しました。

ミンデル博士の話の中に、世の中には見えない階層があって、**「地獄だ」と思える階層と「極楽だ」と思える階層は実は同じもの**だというものがありました。「閻魔様」と「お地蔵様」は実は同じ存在だというのです。**どの階層にいる**

のかで、地獄だと認識するのか、極楽だと認識するのかが変わってくるという教えが日本の仏教の中にあるのだとミンデル博士はいいます。そして、「**今、自分が苦しんでいること**」は、**違う階層に行ってみれば**「**幸せへの道しるべ**」だということを教えてくれたのです。

また、ミンデル博士は「すべてのことには肯定的意図がある」と語ります。私たちはどんなときも大いなる宇宙の「よかれと思う肯定的な意図」に導かれていて、それが**たとえ苦しみを感じている最中であったとしても**、**そこには宇宙の肯定的な意図があると**いうのです。

あなたの抱えている困難に、愛に満ちた肯定的な意図があるとすれば、それはどのような意図でしょうか？　この経験は何に気づき、何を学ぶチャンスなのでしょうか？

信じること。それが現実をつくる

困難な中にもチャンスを見つけていくことを「チャンス思考（陽転思考）」とい

います。そして、困難に遭遇したとき、その中にチャンスを見つけていくことができるかどうかは、私たち自身の考え方にかかっているのです。

安藤百福《ももふく》さんをご存知の方も多いでしょう。日清食品の創業者であり、朝の連続テレビ小説「まんぷく」のモデルにもなった方です。

百福さんは幼い頃に両親を失い、養子として育てられるなど波乱の人生を歩みました。戦後復興期、百福さんは日本軍の武器製造工場に薄い鉄板が数多く保管されているのを見て塩づくりをひらめきます。百福さんに塩づくりの経験はありませんでしたが、当時の日本にとって塩は必要不可欠なものでした。そこで、仕事にあぶれた若者たちに住む場所と食べ物を与え、塩田での塩づくりをスタートさせるのです。その後、食糧不足による栄養失調に苦しむ人のために栄養食品を開発し、仕事のない若者が技術を習得できる学校をつくり、寮費や食料の他、参考書を買う費用も自腹で支給しました。「世の中の役に立ちたい」という思いがこれらの行動を起こさせたのです。

さらに、誰もが手軽に食べられる食品を開発しようと研究を続け、ついにインスタントラーメンの開発に成功します。それが今や国民の誰もが知っているチキンラーメンです。インスタントラーメンなど想像すらできなかった時代に、**人びとのために何ができるかを考え、必ず実現できると信じ続けること**で、世界に新しい食文化を築いたのです。

百福さんの人生は、**困難な中にあっても時代や人びとの求めるものをとことん考え、それをチャンスに変えることの大切さ**を私たちに教えてくれます。

もう一つ、あなたに伝えたいのは「**信じていることが、その人の現実をつくっている**」ということです。どれほど困難な中にあっても、例えば「自分は世の中の人たちに貢献できる人間になる」と信じ続ければ、それも現実になります。

あなたは、何を信じて、どんな現実をつくっていきたいでしょうか？

Method...**3**

開くドアは必ず見つかる

TOTEモデル〜課題解決の方法は無数にある

この長く暗いトンネルは延々と続いていて、出口なんてどこにもない……。そんな考えが頭をよぎるときでも、決して忘れないでください。「**閉じるドアがあれば、必ず開くドアがある**」のです。

TOTEモデルは、そのことをわかりやすく示しています。

TOTEモデルとは、Test（テスト）から始まり、しばらくOperate（具体的な行動）してまたTest（テスト）し、Exit（出口）に近づいているかどうかを確認するという、目標達成に欠かせない基本構造を示したものです。

つまり、到達したい目標を設定したら、その目標を達成するために具体的な行動を試み、その結果、目標に近づいたのかそれとも近づいていないのかを確認します。目標に近づいていないのであれば、別のことを試みます。そして、ふたたび目標に近づいたかどうかを確認します。こうして、**目標を達成するま**

TOTEモデル

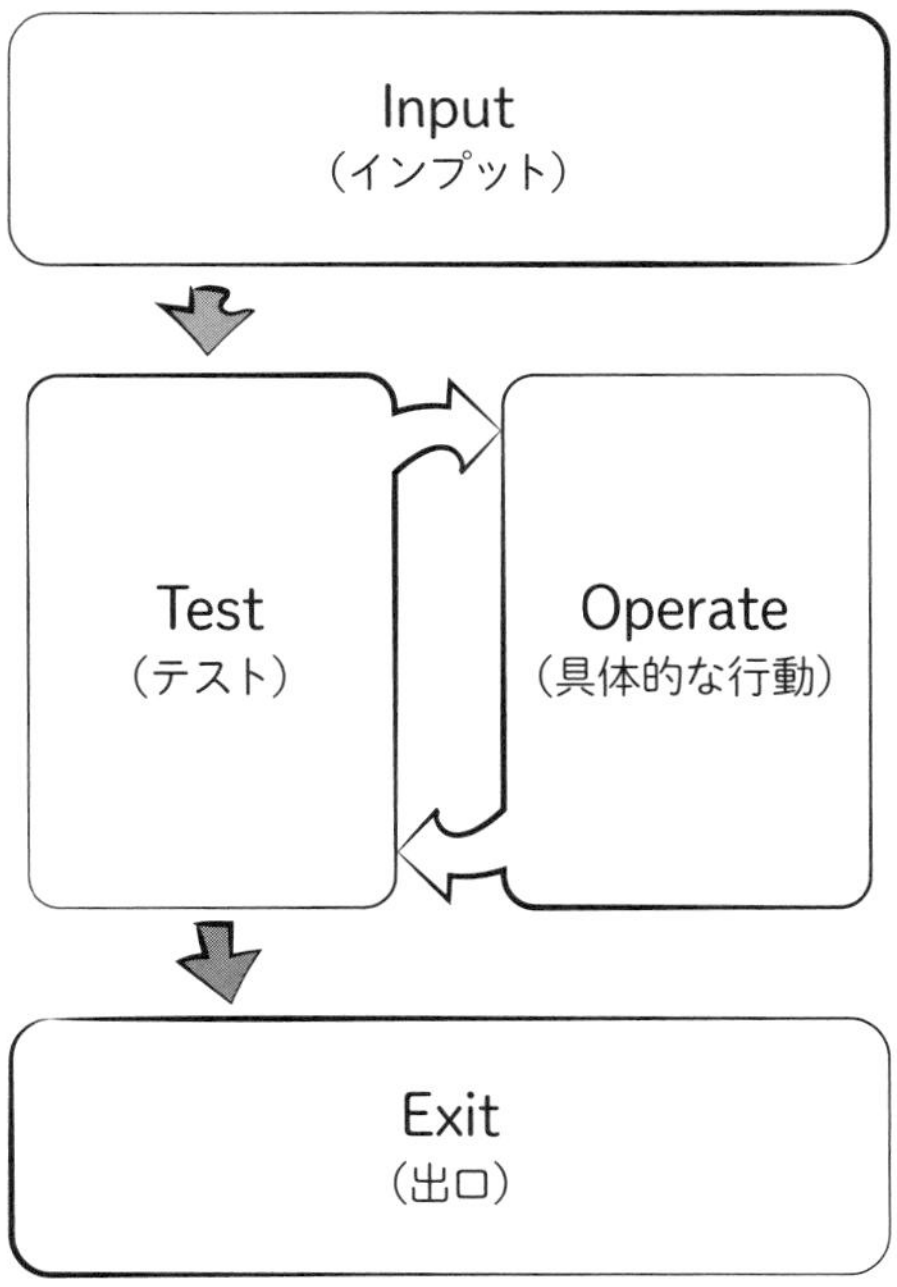

テストしてうまくいかない場合は、
具体的行動を何度も変えながら出口を目指す。

で、**何度でも違う試みを繰り返しながら目標に向かって進んでいく**のです。

一見当たり前のことのように感じますが、現実は**うまくいかなかったら、別のことを試みる前にあきらめてしまう**人の方が多いのです。

目標に到達する方法は無数にあるにもかかわらず、私たちはその中の最善だと思う方法が一つ見つかると他の方法が見えなくなってしまうときがあります。そして、最善だと思って試した方法がうまくいかないと、他の方法もダメだと思い込んでしまうのです。

大切なのは、「うまくいかなければ、今とは違う別の方法を試してみる」こと。

TOTEモデルは、そのことを再認識させてくれます。

偉人たちはこんな言葉を遺しています。

もうこれ以上のアイデアを考えられないと思った後にこそ、
よい考えは生まれる。

トーマス・エジソン

人の世に道は一つということはない。
道は百も千も万もある。

坂本龍馬

あなたは、これまで何通りの方法を試みましたか？

「もうダメだ」と思うか、それとも「まだいける」と思うか——。
それが、未来に天と地ほどの差をもたらします。
では、どうやって他の方法を見つければいいのかを次項でお伝えしましょう。

「5つの視点」から考えを整理する

大きな課題や悩みを抱えたときは、「5つの視点（現状、原因、目標、資源、影響）」に立って考えを整理していくことが役立ちます。5つの視点には、それぞれの視点から考えを整理するための質問があります。

視点1「現状」

・現状はどうなっているか？

・今の自分の状況、周囲の状況はどうか？

視点2「原因」

・何が原因か？

・どんなことが理由になっているのか？

視点3「目標」

・自分はどうなりたいのか？

・現状とは違う望ましい状態や目標は何か？

視点4「資源（目標達成に役立つもの）」

・原因や現状を変化させて、目標を達成できる資源は何か？

・すでに持っている資源は何か？

・これから必要な資源は何か？

視点5「影響」

・目標を達成したことによって、得るものは何か？
・目標の達成で、自分の反応や周囲の反応はどうか？
・さらに生まれてくる可能性は何か？

これらの質問を紙に書いて床に並べ、立ち位置を変えながら考えていくと、考えが整理しやすくなります。

では、やってみましょう。

①5つの視点（現状、原因、目標、資源、影響）とそれぞれの視点から考えを整理する質問を明記した5枚の紙を用意し、床に並べます。

②「現状」の紙の前に立って、紙に書いてある質問を自分自身に投げかけながら納得がいくまで答えていきます。

③「現状」の視点で納得がいくまで答えを導き出せたら、「原因」「目標」

「資源」「影響」の順番で同じように質問を使って考えを整理していきます。納得がいかなければ5つの視点を何度でも行ったり来たりしながら、納得がいくまで続けます。

例えば、スポーツジムを経営しているAさんは、新型コロナウイルス感染拡大の影響で2020年3月中旬頃から会員が激減し、さらに同年4月の緊急事態宣言を受けて休業せざるをえない状況に陥りました。

移転直後で開業資金の返済も終わっていないのに、どうやってこの先の家賃や人件費を払っていけばいいのかと思うと、不安が大きくなって心が苦しくなる日々が続いたといいます。

そんなとき、Aさんが用いたのが、この「5つの視点」による問題の整理方法です。質問に納得いくまで答え続けるうちに、混乱していた頭の中がすっきり整理されていったといいます。そして、新型コロナウイルスの感染拡大が収束したとき、地域の人たちの身体は運動不足で弱っているだろう、そのときこそ地域の人たちに貢献できるし、もう一度経営を立て直すチャンスだ。しかも今だからこそできることもある——とわかったそうです。そうわかったとき、

「5つの視点」から質問に答える

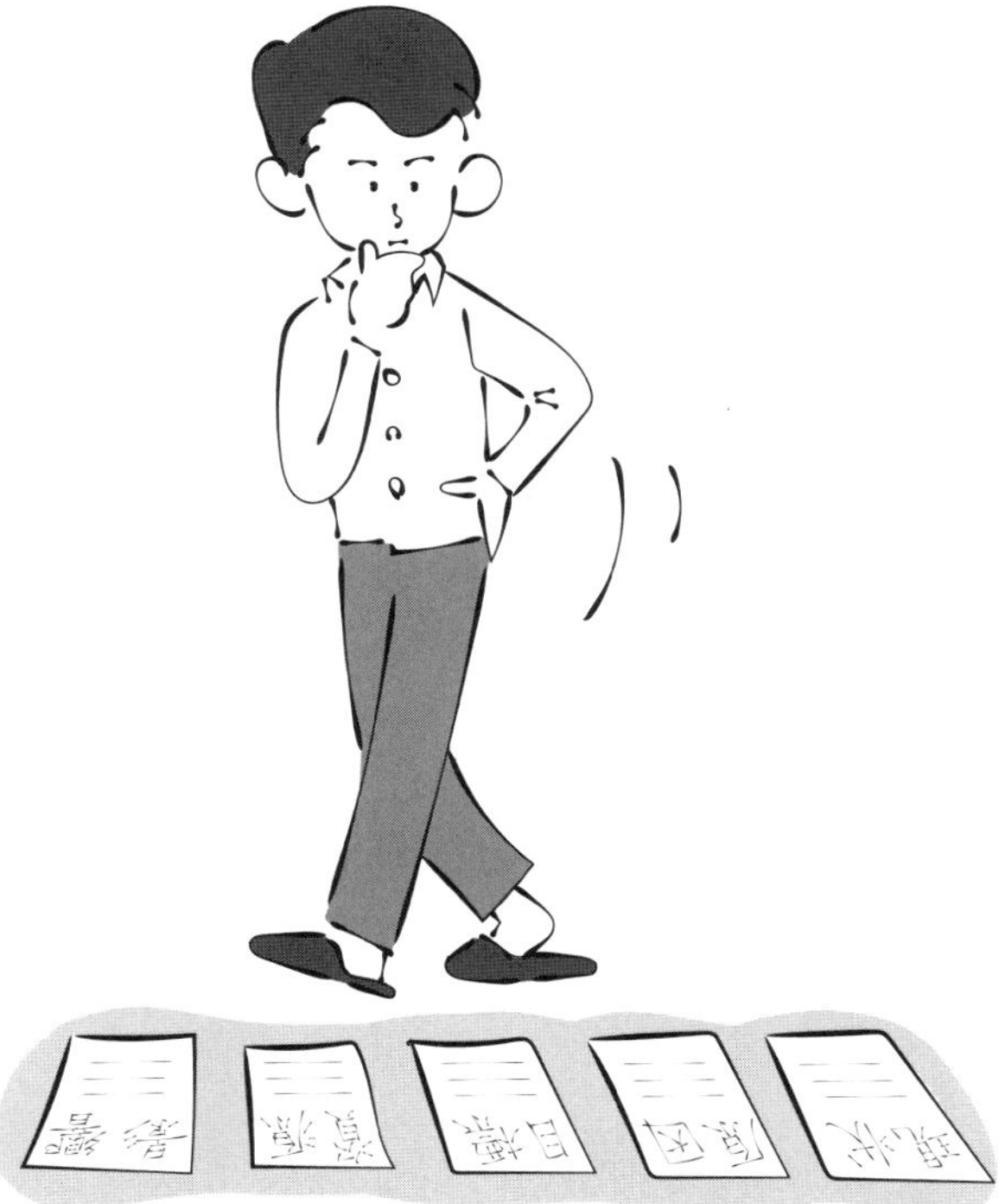

今までのような悲観的な未来ではなく、明るい未来の光景が見えたとAさんは語ってくれました。

「答えは自分の中にある」といわれます。その自分の中にある答えにたどり着くために、5つの視点からの質問をぜひ役立ててください。

「インド独立の父」として知られるマハトマ・ガンジーは、こんな言葉を遺しています。

あなたの夢は何か、
あなたが目的とするものは何か、
それさえしっかり持っているならば、
必ずや道は開かれるだろう。

自然から解決に向けたインスピレーションをもらう

前述のように、心理学の勉強をはじめたばかりの頃、私はアーノルド・ミンデル博士のワークショップに参加し、さまざまなことを教えていただきました。ミンデル博士が考案したワークは感動するものばかりですが、その中に自然からのメッセージを受け取る方法というのがあります。

この方法を使うと、にっちもさっちもいかないような難題に対して素晴らしいヒントがもたらされるのです。私自身も悩むたびにこの方法を実践し、その恩恵として自分に必要なヒントを受け取っています。それだけ素晴らしいメッセージを受け取ることができるのです。

少し不思議な体験になると思いますが、ぜひ試してみてください。ある人は課題解決に向けた素晴らしいインスピレーションを受け取ることでしょう。ある人は心がとても楽になるメッセージを受け取ることができるでしょう。

それでは、やってみましょう。

①頭の中に自分の好きな自然の一部を思い描きましょう。山、海、空、雲、風、光、木、花などなんでもかまいません。

②その自然になりきります。例えば、風なら自分が風の一部分になったところをイメージするのです。そうして、しばらく風になりきってください。

③その自然の一部になりきったまま、今自分が抱えている問題に対してのメッセージを受け取ります。

④受け取ったキーワードやメッセージを書きとめましょう。

実際に試してみるとわかりますが、嬉しくなって勇気が湧いてくるようなメッセージを受け取ることができます。

あなたはどんなメッセージを受け取ることができたでしょうか?

メンターたちからメッセージを受け取る

何かに悩んでいるとき、信頼している人からの助言が大きな助けになることがあります。もしもあなたが誰にでも助言してもらえるとしたら、誰に助言してほしいでしょうか？

これからお伝えする「3人のメンター」という方法は、NLP（神経言語プログラミング）という心理学の手法をアレンジしたもので、自分がイメージすることができる人であれば、誰からでも助言やメッセージを受け取ることができるというものです。

前述のように、私たちの潜在意識の中には、その悩みを解決するための答えがすでに用意されています。「答えは自分の中にある」のです。この「3人のメンター」は、メンターという存在を用いることで自分自身の潜在意識の中にある答えを効果的に引き出そうとする方法です。

「3人のメンター」のやり方は、自分にポジティブな助言を与えてくれそうなメンターを3人決め、想像の世界で助言やメッセージをもらうという非常にシンプルなものです。しかし、今の自分に本当に必要な助言やメッセージを受け取ることができるため、実践しながら感動の涙を流している方を何人も見てきました。ぜひあなたも試してみてください。

①助言やアドバイスをもらいたい課題や、自分がいきづまりを感じていることを一つ選びます。

②その状況に対して、ポジティブな助言を与えてくれそうなメンターを3人選びます。メンターは、自分が安心感やポジティブな感情を持つことができる対象であれば、歴史上の人物やすでにこの世にはいない人でもいいですし、あるいは故郷の山や自然の景色、大好きな海、宇宙でもかまいません。動物好きの人ならば、好きな動物でもいいのです。

③イメージの世界で、選んだ3人のメンターを自分の周りに配置します。

④それぞれのメンターの場所に行き、自分が選んだメンターになりきって自分へのメッセージを伝えます。声の調子や仕草など、なるべくそのメンターになりきりましょう。

⑤最初の自分自身の位置に戻って3人のメンターをイメージしながら、メッセージを受け取ります。受け取ったメッセージが身体の中に光のように広がっていくことを想像しましょう。

⑥①で選んだ課題やいきづまりを感じていることに対して、今どのような違いがあるかを確認します。

もしも6つのステップが難しいと感じるときは、助言をもらいたいと思う人を一人選び、その人が今の自分に何を言ってくれるのかをイメージするだけでも心に響くメッセージを受け取ることができます。

あなたが選んだメンターたちは、きっとあなたに前へ進むための助言と勇気を与えてくれるでしょう。

3人のメンター

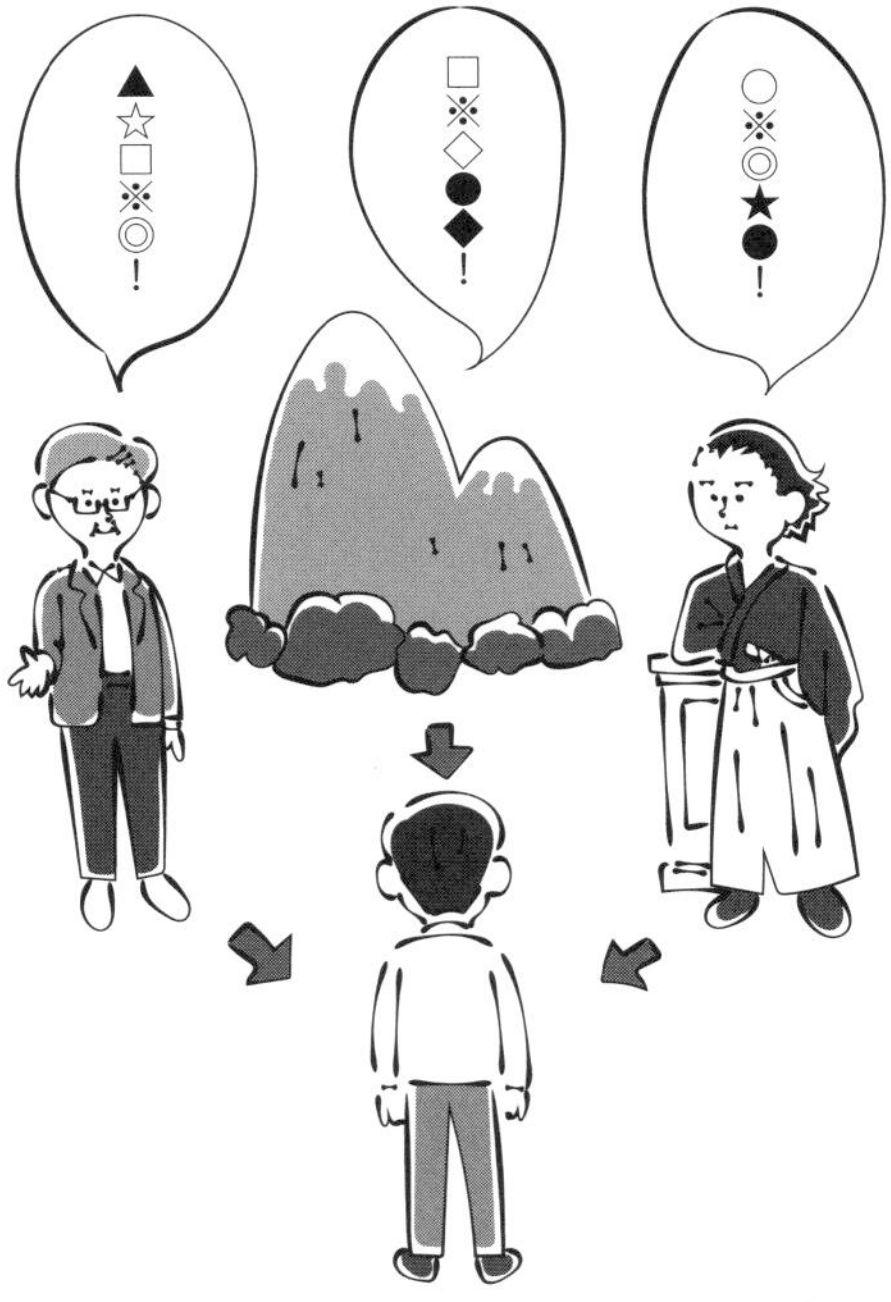

メンターという存在を用いながら、
自分の潜在意識の中にある答えを引き出す。

Method...4

心から求めるものに出合う

心を開かないと何が起こるのか？

メソッド4であなたに手渡したいのは、心から求めるものに出合う方法です。「自分の進む道は本当にこれでいいのだろうか」「自分が望むものは他にあるのではないだろうか」……。そんなふうに少しでも思うなら、このメソッドで自分の本当に求めているものに出合ってください。

あなたは、どれぐらい心を開いて生きているでしょうか？

「心を開くことが重要」と教えられても、私にはピンとこなかった時期があります。心を開くとはどういうことなのか正直言ってわからなかったし、どうやって心を開けばいいのか具体的な方法もわかりませんでした。

そんなときにジェームズ・ドゥティが彼自身の人生を書いた『スタンフォードの脳外科医が教わった人生の扉を開く最強のマジック』を読んで、心を開かないと何が起こるのか、どうすれば心を開くことができるのかを理解することができたのです。

本のストーリーを簡単にご紹介しましょう。

貧乏な家庭に生まれ、家賃を払うことができずにアパートを追い出されるのではないかと怯えながら暮らしていたジェームズは、幼い頃からお金持ちになることを願っていました。

そんなジェームズは中学生の頃、近所のマジックショップに滞在していたルースという女性から夢を叶える方法を教わります。ルースは、貧困や家族のトラブルに苦しむジェームズにストレスを軽減する方法を教えるだけでなく、悲観的な妄想しかできない脳をトレーニングによって変化させてくれました。そして、ジェームズに「心を開くマジック」は特に重要だと伝えます。

夢を叶える方法を教えてもらったジェームズはその後、脳外科医になって莫大な財産を手に入れます。幼い頃からの夢が叶ったのです。彼は有頂天になり、傲慢になり、心を失っていきました。ところがある日、ジェームズは財産をすべて失うことになります。そして、そのとき彼ははじめて自分が本当に求めていたものは何かに気づくのです。

もっと早く心を開いて自分が本当に望むものに気づいていれば、こんなにも多くの時間を無駄にしなくてもすんだのに——。その深い後悔から、ジェームズは心を開いて本当に求めているものに気づくことの大切さを知るのです。

ルースが教えてくれた心を開くレッスン

心を開くということには二つの要素があるとジェームズはいいます。

一つ目は、自分を大切にすることと、自分が心から求めているものは何かを知ってそれを大切にすることです。そして、二つ目は、**人を思いやることです。**人を思いやることは、心を開く一部なのです。

そして、**心を開く前に欲しいものを取りに行こうとすると、欲しくないものが手に入ってしまう**のだとジェームズはいいます。夢の実現に向けて走り出す前には、心を開いて、自分が心から欲しいと思っているものは何かをよく知らなければならないのです。

ルースがジェームズに教えた心を開くためのレッスンと、さらにもう一つのレッスンをご紹介したいと思います。これらは、自分を大切にすること、自分は価値がある人間だと認めること、そして人を思いやることができるようになるレッスンです。心を開いて、本当に求めているものに出合うためにぜひ試してみてください。

一つ目は、ルースがジェームズに教えた心を開くためのレッスンです。

自分を認め、大切にするレッスン

以下の言葉を、毎朝毎晩、思いついたときはいつでも、とくに頭の中の声を切り替える練習のときに繰り返し唱えましょう。

「私には価値がある。愛されている。大切にされている。私は他人を大切にする。自分のためにいいことだけを選ぶ。他人のためにいいことだけを選ぶ。私は自分が大好きだ。人が大好きだ。私は心を開く。私の心は開かれている」

これらの言葉を自分の声にしてみたとき、心の中にどのような変化が起きるでしょうか?

言葉にはパワーがあります。自分の価値を認め、自分のことを大切にしていいと自分に許可を出し、心を開くと宣言したときに、幸せな未来の方向に軌道修正することができます。そして、自分のことだけでなく、人に対しても価値を認め大切にできる準備が整ったとき、幸せな未来への扉が開くのです。

自分と人のことを大切に思うためのレッスンが、次に紹介する「慈悲の瞑想」です。

誰かと意見が合わないときや苦手な人と接するとき、あなたにはどのような傾向がありますか？

多くの人は次の3つの傾向のいずれかに当てはまるといいます。

Ⓐ戦う。

Ⓑ逃げる。

Ⓒ我慢する。

しかし、良好な人間関係を構築するための技術「トランスフォーミングコミュニケーション」の開発者であるリチャード・ボルスタッド先生は、どれを選んだとしても長い目で見ると何らかの問題が生じることになるといいます。

誰かと意見が合わないときや苦手な人と接するとき、自分はどうするか——。

これは、自分の人生の課題のようなもの。課題にパスすれば、次のステージが待っています。しかし、パスしなければ同じような問題が繰り返し起こることになります。

では、どうすれば自分の人生の課題にパスできるのでしょう。それは、**相手を受け入れ、感謝できるようになる**ことです。

もちろん、そんなに簡単にできることではありません。そんなときに、あなたを手助けしてくれるのが「慈悲の瞑想」です。

慈悲の瞑想とは、小乗仏教にある、相手を思いやる気持ちを育むための修行です。「相手を思いやる」と言葉にするのは簡単ですが、実際の関係性の中では思いやることが難しい相手もいるでしょう。だからこそ、言葉にして唱えることで、相手を思いやることの大切さを忘れないようにするのです。

自分と人を思いやるレッスン（慈悲の瞑想）

①リラックスして座り、優しい表情をつくります。そのまま呼吸に意識を向けて楽に呼吸をしながら、自分の呼吸を観察します。

②自分の幸せそうな笑顔を思い浮かべながら、「私が安全でありますように。私が幸福でありますように。私が健康でありますように。私が心安らかに暮らせますように」と念じます。

③大切な人の幸せそうな姿を思い浮かべながら、「あなたが安全でありますように。あなたが幸福でありますように。あなたが健康でありますように。あなたが心安らかに暮らせますように」と念じます。

④好きでも嫌いでもない中立的な立場の人の幸せそうな姿を思い浮かべながら、「あの人が安全でありますように。あの人が幸福でありますように。あの人が健康でありますように。あの人が心安らかに暮らせますように」と念じます。

⑤嫌いな人の幸せそうな姿を思い浮かべて、「あの人が安全でありますように。あの人が幸福でありますように。あの人が心安らかに暮らせますように。あの人が健康でありますように」と念じます。

嫌いな人の幸せを念じるのがつらいときは、言葉を以下のように変えます。「あの人も私と同じで、心や身体、気持ちや考えを持っている。あの人も私と同じで、幸せになりたいと思っている。あの人も私と同じで、痛みや苦しみから解放されたいと願っている。あの人も私と同じで、これまでの人生でつらいことや傷ついたことがある」

⑥生きとし生けるものすべてが幸せである光景を思い浮かべながら、「生きとし生けるものが幸せでありますように。生きとし生けるものの悩み苦しみがなくなりますように。生きとし生けるものの願いごとが叶えられますように。生きとし生けるものの悟りの光が現れますように」と念じます。

⑦すべての言葉を念じ終えたら、2分間静かに呼吸しながらその呼吸を

――観察し、心をリセットしましょう。

自分を大切にすることと、すべての命を思いやることができたとき、未来を開く準備が整っていきます。

HEART THINKING～ハートが喜ぶものは何か？

紀元前2600年頃に文明が栄えたインドのベェーダのウパニシャッド（奥義書）の中には、ハートの中には宇宙があり、ハートの中にはすべてがあると書かれています。**ハートには最善の答えがあって、ハートに問いかけるとその最善の答えを教えてくれる**というのです。

また、前述のHeartMath Institute（ハートマス研究所）によると、心臓は脳の約5000倍の磁気の強さと約十万倍の電気の強さを持っているだけでなく、脳と同じように考えることができる独自の神経細胞ニューロンを約4万個持っていて、脳とは関係なく**独自のハートの思考ができる心臓脳が知覚、記憶、学習、**

悲観的な考えやエゴの思考に偏ることが多いのですが、**心臓脳を優位にして考えることで、未来に向けて最善の答えを見つけ出すことができる**といいます。

私自身も心理学を研究しながら、メンタルトレーナーとしてたくさんの方をサポートする中で、「頭で考えて導き出す答え」と「ハートで考えて導き出す答え」では出てくる答えが異なるのではないかと考えてきました。同様に、「頭が求めているもの」と「ハートが求めているもの」は違うのではないかと思いました。そして、**頭が求めている生き方よりも、ハートが求めている生き方をしたほうが幸福なのではないか**——という考えに至ったのです。

そこで、講座の中で受講生のみなさんと一緒に「ハートが喜ぶリスト」をつくるというワークをしてみました。とてもシンプルなワークですので、ぜひあなたも試してみてください。

—

①自分の胸のあたり、ハートがあると思う場所に手を当てます。

②「自分のハートが求めているものは何だろう？」「自分のハートが喜ぶものは何だろう？」とハートに問いかけます。

③ハートからの答えを待ちましょう。

④答えを受け取ったら、それをノートに書き出します。なんでもよいので浮かんできた単語やフレーズを書き出してみましょう。そして、それらの単語やフレーズを見て感じたこと、気づいたことなども書き出し、さらに考えを深めていきます。

受講生のみなさんと「ハートが喜ぶリスト」をつくってみて改めて実感したのは、ハートが喜ぶことは頭が求めるものとは違うということでした。

頭が求めるものをリストにしてみたらどうでしょう。例えば、「成功」「より多くのお金を得る」「賞賛」「誇り」「出世」「認められる」「メジャーになる」「ワンランク上の暮らし」などが出てくるかもしれません。しかし、受講生のみなさんがつくった「ハートが喜ぶリスト」には、「光」「温かさ」「喜び」「笑顔」といった心が満たされるような言葉が並んだのです。

21世紀の資本主義社会に生きる私たちは、もしかしたら頭が求めるものばかりを追いかけて生きてきたのかもしれません。

「頭が求めているもの」と「ハートが求めているもの」は違うのです。

前項でご紹介したジェームズ・ドゥティは「心を開く前に欲しいものを取りに行こうとすると、欲しくないものが手に入ってしまう」と記しています。それと同じように、頭が求めているものは間違うことがあります。しかし、ハートが求めているものは間違うことがありません。

ハートには最善の答えがあって、ハートに問いかけるとその最善の答えを教えてくれるのです。

「**人生の谷に天命がある**」と教えてくれた人がいます。

もしも、あなたが今人生の谷にいるのならば、ここでこそ天命が見つかるかもしれません。それを見つけるにはハートが求めているものを知ることです。

ハートに問いかけてみてください。ハートが喜ぶことは何だろう、ハートが求

めるものは何だろう――と。

ハートがすべての答えを知っている

ハートが教えてくれるものは、ハートが喜ぶことや自分の進むべき方向以外にもたくさんあります。困難な状況を打破する方法や思いもしなかった解決策、壊れてしまった関係性を修復する方法、みんなが笑顔になる方法など、ハートは万能な答えを知っているのです。「どうすればいいのか」とハートに問いかければ、必要な答えをあなたに与えてくれます。

あなたなら、何についての解決策を知りたいでしょうか?

ハートに問いかける問題解決法をぜひ試してみてください。

---

①自分の胸のあたり、ハートがあると思う場所に手を当てます。楽な呼吸をしながら観察し、心を整えていきましょう。

②ハートに手を当てながら、あなたが直面している問題や困難を思い浮かべ、「どうすればこの問題を解決することができるだろうか？」「この困難から抜け出すために何ができるだろうか？」とハートに問いかけ、ハートからの答えを待ちます。

③ハートからの答えを受け取り、どのように行動に移していくのかを考えてみます。

実践してみるとわかるのですが、ハートに問いかけて聞いていくだけなのに、心の底から求めていた答えが導き出されます。

魔法の道具で、心から求めるものに出合う

ハートに問いかけると最善の答えを教えてくれるとお話ししましたが、ハートからの答えを効果的に導き出す魔法の道具があります。それは、口をパクパク動かせる人形「パペット」です。

パペットを左手につけ、右手をハートに当てながらパペットに問いかけると、パペットがハートの答えを教えてくれるのです。不思議なことに、パペットを右手につけて質問すると、パペットは建て前を言います。ハートの答えを効果的に導き出すためには、必ず左手にパペットをつけましょう。

パペットがない場合は、紙を折ってつくることもできますし、右手をハートに当てて、左手にパペットがついていることをイメージするエアパペットでもいいので試してみてください。

パペットを左手につけ、右手をハートに当てたら、まずはパペットと仲よくなるために「名前は？」「好きなことは？」「夢は何？」と聞いてみます。パペットはあなたにインスピレーションを授けながら答えてくれるでしょう。

パペットの声を受け取る練習が終わったら、以下のようにパペットに問いかけましょう。

―

①本当はどうしたいの？

紙でパペットをつくる

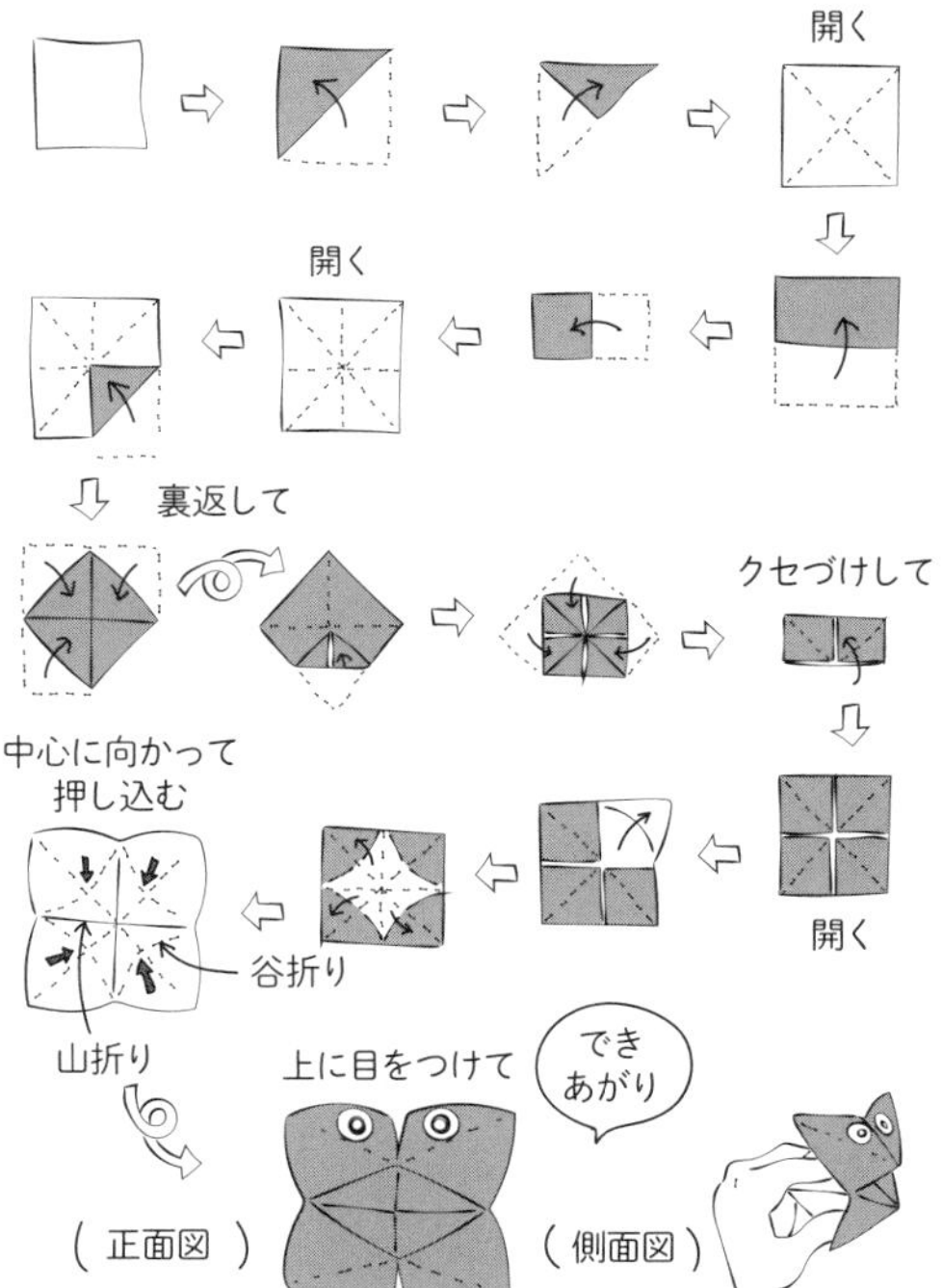
開く
開く
裏返して
クセづけして
開く
中心に向かって
押し込む
谷折り
山折り
上に目をつけて
でき
あがり
(正面図)
(側面図)

②本当に望む結果に近づくために、今とは違う何ができるの？

ここでアイデアを3つ以上見つけていきます。

---

③その中からどれを選ぶの？

すべてのアイデアを行動に移している自分をイメージしながら、パペットに問いかけます。答えは一つでなくてもかまいません。全部選んでもいいのです。もしも、すべてがうまくいきそうにないと思えた場合は、もう一度3つ以上のアイデアを見つけるところから行います。

④選んだことを行動に移すと未来はどのように変わるの？

この4つの質問をパペットにしていくと、あなたがこれまで頭で考えてきたこととはまったく違う、ハートの答えを導き出すことができます。ハートは、きっとあなたが本当に求めているものを教えてくれるでしょう。

自分自身に、最高のラベルを貼る

メソッド4の最後では、あなたが心から求めるものに出合い、そのことを実現したいと思ったときに力を貸してくれる方法をお伝えします。

あなたは自分のことをどんな人間だと思っていますか？

私たちは良くも悪くも、**自分が信じた通りの人間になっているのです。**

「自分は世界を変えていける人間だ」と信じていれば、やがて世界を変えていくことができるでしょう。「自分なんて何もできない非力な存在だ」と信じていれば、何も成し遂げることはないでしょう。

レッテルという言葉がありますが、私たちは自分に「自分はこういう人間だ」というレッテル（ラベル）を貼って、その通りの人間になっています。しかも、そのことに気がついていません。そして、それを逆手にとったのが「チェンジ・ザ・ラベル」という方法です。これは、自分に貼ったラベルを貼り替えることで、人生を劇的に変えていくためのレッスンです。

例えば、自分にこんなラベルを貼ったらどんな感じがするでしょうか？

「逆境を力に変える奇跡の人」
「ピンチの場面でもユーモアで人を和ます人気者」
「いつも冷静で的確な判断ができる人」
「これからの日本をつくる人」
「日本のガンジー」
「マザーテレサの生まれ変わり」

自分のラベルを貼り替えると、本当にそのラベル通りの未来が現実のものになっていくのです。

そんなに簡単にいくわけがないと思うかもしれませんが、これは名監督も活用している方法です。

2014年に放映された「奇跡のレッスン」(NHK)という番組に、フットサル日本代表監督も務めたミゲル・ロドリゴ監督が日本のサッカー少年を指導するシーンがありました。そこでミゲル監督が実践していたやり方が、まさに「チェンジ・ザ・ラベル」だったのです。

自信が持てずに弱気なプレーをしている少年に、監督は「きみは日本のネイマールだ」という言葉をかけました。その瞬間、少年の目の輝きが変わりました。自分のラベルが「弱気なプレーしかできない自分」から「自分は日本のネイマール」に貼り替えられたのです。そこから少年は生まれ変わったように強気なプレーができるようになっていきます。その見事なまでの変化には目を見張るものがありました。番組の中で、監督は「日本の少年たちは自信を失っている。だから、自信をつけてあげることが大事なんです」と語っていました。

私も講演や講座、カウンセリングなどで「チェンジ・ザ・ラベル」を実践しており、自分のラベルを貼り替えただけで自信を取り戻している方を数えきれないほど見てきました。ミゲル監督の例のように人から言われるのも効果的ですが、自分でラベルを貼り替えて「そういう人なのだ」と思い込むことも同じぐらい効果があります。

自己概念を変えるのに、努力や根拠はいりません。
ただラベルを貼り替えればいいのです。
そして、それは大きな夢を実現した著名人たちも述べていることです。

世の中に才能というものはない。
あるとしたら、
自分が何ができる人間なんだと思い込むこと。
それが唯一の才能だ！

ジョン・レノン

実現したいことが見つかったときには、
その夢が実現する力はすでに持っている。

ロバート・ディルツ

Method...4

心から求めるものに出合う

あなたのハートがあると思う場所に手を当てて、ハートに問いかけてみましょう。

「どんな自分にでもなれるとしたら、どんな自分になりたいですか？」「なりたい自分になるための最高のラベルは、どのようなラベルですか？」と。

そして、ハートが答えてくれたら、「そんな自分になっていい！　そんな自分になることができる」と自分自身に許可してください。そして、あなたにぴったりのラベルを自分自身にプレゼントしてあげましょう。

たった今から、なりたい自分になっていいのです。

※「チェンジ・ザ・ラベル」について、さらに詳しく知りたい方は『Change The Label～人生を変える「自信」のつくり方』（ごきげんビジネス出版）をご覧ください。

Method…5

乱れた体調を回復させる

心理学のメソッドで健康を取り戻す

メソッド5では、がんばりすぎて疲れた身体を癒やし、体調を整えるための方法をお伝えします。不安や恐れの中にいるときはもちろん、心から求めるものに出合い、それを実現しようと思ったときも体調不良では本来の力が発揮できません。ここでご紹介する心理学のメソッドを活用し、体調を整え、健康を取り戻していただきたいと思います。

私たちの身体は、精神的なストレスによって免疫力が低下することがわかっています。免疫力を高めるという観点から着目したいのが、オキシトシンというホルモンです。

オキシトシンは、愛情を感じたときに多く分泌されるホルモンで、別名「愛情ホルモン」と呼ばれています。例えば、小さな子どもや動物などを可愛いと感じるとオキシトシンが分泌されます。そして、**オキシトシンにはストレスを抑える作用がある**ことがわかっています。

『人のために祈ると超健康になる！』の著者であり、ストレスとオキシトシンの関係について研究されているウィスコンシン医科大学名誉教授・高橋徳先生は、**オキシトシンが分泌されると、ストレスの大元であるCRF（Corticotropin Releasing Factor：副腎皮質刺激ホルモン放出因子）の生産を減らし、オキシトシンの抗ストレス作用によって、ストレスから生じる多くの症状・疾患を改善できる**としています。

オキシトシンは、過敏性腸症候群や食欲不振などストレスによる胃腸障害を改善するだけでなく、腰痛、ひざ痛、頭痛、五十肩などの身体の痛みも和らげてくれるそうです。

また、オキシトシンには副交感神経のバランスを回復させる働きがあるため、自律神経の乱れによって生じていた不定愁訴などの改善効果も期待できます。

オキシトシンの分泌を促進するためには、受動的な刺激（愛される、好意を持たれる、共感される、大切にされる、関心を持たれるなど）、あるいは**能動的な刺激（愛する、好意を持つ、共感する、関心を持つなど）**が必要です。つまり、誰かのことを大切に思うことが、オキシトシンの分泌につながります。そして、この法則を取り入れた瞑想が、次にご紹介する「インナースマイル」です。

「インナースマイル」~免疫力を高める瞑想

「インナースマイル」は、幼い子どもや動物の赤ちゃんを思い描いたときに湧き起こる微笑みのエネルギーを全身各部位に流していく瞑想です。

前述のリチャード・ボルスタッド先生が中国で学ばれてきた瞑想で、先生のセミナーのはじまりに行っています。また、気功法などで治療を行っている中国の病院では、この瞑想を毎日数回行うことで身体症状の改善に役立てているそうです。

それでは、やってみましょう。

①大好きな人や小さな子ども、動物の赤ちゃんを愛したり可愛がったりしているときの感覚を思い出してください。そのときにもたらされる

優しい微笑みのエネルギーを、額をリラックスさせて、両目の間に持ってくるところを想像してください。

②両目の間に微笑みの無限のエネルギーの源があることを想像してください。その微笑みのエネルギーは、やがて豊かな川の水のように身体全体へと流れていきます。微笑みのエネルギーを身体中に流すときは、それぞれの臓器があなたに微笑み返していることを確かめてください。その感触が得られるまで、ゆっくり時間をかけて行ってください。

③最初に、微笑みのエネルギーを甲状腺と副甲状腺を通して、首と喉に流してください。甲状腺には、新陳代謝のペースをコントロールし、骨の組織のバランスを保つ機能があります。

④次に、胸の中央にある胸腺に微笑みのエネルギーを流します。胸腺には免疫機能を調整する働きがあります。

⑤次は、心臓に微笑みのエネルギーを流していきます。心臓をリラックスさせ、心臓が赤く輝いているところをイメージします。心臓は焦りや急ぐ気持ちを愛と喜びに変えてくれます。

⑥今度は両方の肺に微笑みのエネルギーを流し、肺を白い光で満たしてください。こうして悲しみを、自分にとって正しいことを判断する能力に変え、肺が外気からエネルギーを取り込む能力を高めます。

⑦次に、身体の右側を下に下り、肝臓に微笑みのエネルギーを流します。肝臓を木々の葉っぱの緑の光で満たしてください。こうして体内を浄化する働きや全身をまとめあげる働きを高め、怒りを自分と他人に対する親切な気持ちに変えていきます。

⑧次に、身体の左側を下に下り、膵臓《すいぞう》に微笑みのエネルギーを流します。膵臓は消化を助け、血糖値を正常に保つところです。さらに左へ行って微笑みを脾臓《ひぞう》に流します。脾臓は血液の細胞をつくって貯蔵します。

厳格さや頑固な考え方が、寛容と受容へと変えられるところです。膵臓と脾臓を黄色い光で満たしてください。

⑨次に、微笑みのエネルギーを背中に回して腰の高さで腎臓に流します。腎臓は血液をろ過します。その上の副腎は、アドレナリンというエネルギーを湧かせるところです。副腎をリラックスさせながら、腎臓を濃い青の光で満たし、恐れが優しさに変わるのを感じてください。

⑩次に、微笑みのエネルギーを膀胱と生殖器に流してください。卵巣と精巣は生活の周期のバランスをとっています。

⑪最後に、臍下丹田に微笑みのエネルギーがらせんを描いて納まるのを感じてください。ここは一日のエネルギーを溜めておく場所です。

⑫もう一度微笑みのエネルギーを両目の間に戻し、今度は微笑みを鼻、口、そして消化器官である喉から食道へと流してください。ものを飲

み込む感じで、飲み込む唾液の中にも微笑みのエネルギーがいっぱいあると想像してください。胃から小腸、大腸とすべての消化器官へ流し終えたら微笑みのエネルギーを臍下丹田へと戻します。

⑬今度は微笑みのエネルギーを両目の間に戻し、両目を9回時計回りに回します。反時計回りにも9回回します。

⑭次に、微笑みのエネルギーを脳の深い組織へと導きます。脳の組織は人間のホルモンの仕組みをコーディネートしてくれます。

⑮次に、脊椎に微笑みのエネルギーを流し、身体のすべての場所の神経細胞に微笑みのエネルギーを流してください。そうしながら、その微笑みの源は、「愛と癒やしの無限の源」だと想像してください。その微笑みが自分の身体から流れ出て、自分の周りの空気へ、そして部屋いっぱいに広がっていくことをイメージしてください。その微笑みが無限のエネルギーとなって、街中に広がっていくことをイメージして

ください。そして、この国いっぱいに広がり、海を越えて大陸に渡り、全地球を微笑みのエネルギーで満たしていきます。

⑯微笑みのエネルギーが宇宙へと広がっていくのを感じながら、部屋にいるあなたの身体に意識を戻しましょう。あまったエネルギーは、一日のエネルギーを溜めておく場所である臍下丹田にらせんを描くように納めてください。

一日のはじまりに、この瞑想で心と身体を整えると、学びや仕事の成果も格段と上がります。ぜひ試してみてください。

大自然の愛に包まれて、心身を癒やす

もう一つ、オキシトシンの分泌を効果的に高める方法として、大自然の愛に包まれる瞑想をご紹介します。愛してくれる相手は大自然ですから、誰もが無条件の愛に包まれていることを思い出すことができるでしょう。

①あなたが世界でもっとも美しいと感じるところを思い浮かべてください。木や湖や川などがある山、広大な砂漠、透明感あふれる海など、あなたが美しいと思うところならどこでもかまいません。できるだけ細部まで詳しくイメージします。

②その場所に、そして自然のすべてに愛を感じていきます。大自然への愛があなたの中で広がり続け、やがてあなたのハートは愛の温かさに脈打ちはじめます。

③その愛を地球の中心に送ってください。地球があなたの愛を直接感じられるように送ります。

④そして、地球があなたに愛を送り返してくれるのを感じるまで待ってください。地球があなたに愛を送り返してくれるでしょう。

⑤地球の愛があなたの身体に入ってきたら、愛が全身くまなく流れるの

を受け入れてください。一つひとつの細胞の隅々まで愛が行きわたります。その愛は、あなたの身体を愛の光で満たしていきます。あなたは地球の美しい愛にすっぽりと包み込まれています。地球と一体化し、十分だと思えるまでその愛を感じ続けてください。

⑥地球と愛でつながった感覚を保ち続けたまま、今度は天を見上げてください。途方もない宇宙の深さを感じます。

⑦宇宙への愛を感じてみましょう。もしも宇宙が大きすぎて愛を感じるのが難しいなら太陽をイメージしてもいいでしょう。太陽の光があなたに降り注ぎ、愛の光であなたを優しく照らしています。太陽への愛でも宇宙への愛でもかまいません。あなたの愛が大きくなってきたら、その愛を太陽や宇宙に送ります。あなたの愛が太陽の光と溶け合ってすべての生命に届くところをイメージします。

⑧愛を送ったら、太陽や宇宙があなたに愛を送り返してくれるのを待ち

ます。太陽も宇宙もいつでもあなたに愛を送っています。太陽と宇宙の愛があなたの中に入ってくるのを感じたら、その愛が身体中どこへでも流れるにまかせましょう。

⑨あなたはその瞬間、地球と宇宙の愛とつながっています。

地球と宇宙の愛に包まれると、心が愛で満たされ、オキシトシンが身体をどんどん健やかにしてくれるでしょう。

身体症状の〝つくり手〟からメッセージをもらう

もしも今あなたが何らかの身体症状で悩んでいたとしたら、一度試していただきたい方法があります。それは、前述したアーノルド・ミンデル博士が開発した身体症状にアプローチするメンタルスキルです。

ものすごくユニークなので、最初に体験したときはとても驚きましたが、一緒に体験した約50名の参加者の身体症状がほとんどその場で消えたのです。私自身も10年間治らなかったバセドウ病の症状がその場で消え、衝撃を受けました。今まで出合ったことがないような斬新なアプローチ方法です。

その方法は、大きく分けると3つのプロセスでできています。

①身体症状を3歳児にもわかるように伝える。

②症状のつくり手に自分自身がなりきりながら、症状が自分に何を伝えようとしているのかを見つける。

③症状からのメッセージを受け取る。

さらに詳しくお話ししましょう。

まずは、あなたの身体症状がどのようなものか、3歳の子どもにも伝わるように表現します。例えば、「硬い石でガンガン叩かれているように痛い」「鉛のように重たいものが肩の上に乗っている」「頭を針金で絞められているように痛む」というような言葉で表現してみます。

次に、自分が表現した身体症状のつくり手になりきって、症状をつくる動きをしてみましょう。

「硬い石でガンガン叩かれているように痛い」のであれば、硬い石になりきって、自分をガンガン叩きつけるようにしながら、症状のつくり手が自分にどんなことを伝えたいのかを想像します。

「鉛のように重たいものが肩の上に乗っている」のならば、重い鉛になって自分の肩の上に乗るようなイメージで、手で肩に重みをかけながら何を伝えたいのかを想像するのです。

そうすると、「こんなに重いものを背負っているのにまだ手放さないの」「もういくら言ったらわかるの。いつまで我慢し続けるつもりなの。自分をもっと大切にしてよ」など、つくり手の思いを想像することができます。

最後に、症状のつくり手が伝えたかったメッセージを受け取ります。「そんなに一人で背負い込まなくていいよ」とか、「もっと自分自身を大切にしてよ」などのメッセージを受け取ることができるでしょう。

「もっと身体を大切にして休んでよ」と伝えられても、「今、休むわけにはいかない」と思うかもしれません。そんなときは、症状のつくり手と対話しながら折り合いをつけることもできます。例えば、「20時までには必ず家に帰って休むようにする」とか、「このプロジェクトが終わったら、休みをとるから」と交渉するのです。

あるいは、症状の変更を提案することもできます。

例えば、「自分の限界を超えてがんばらないように注意するけど、もしそのことを忘れてしまってがんばりすぎているときは他の合図で知らせてくれない？」と提案するのです。そうすることで、こりや痛みであったシグナルを、もっと軽いシグナルに変更してもらうことができます。これだったら自分が症状のつくり手からのメッセージに気がついて、生活や行動を見直すきっかけにできるというものを提案し、今までの症状と変更してもらうのです。例えば、まぶたが少し痙攣したら、がんばりすぎのシグナルなどがその一例です。

そして、そのシグナルが来たときは、ふたたび症状のつくり手からのメッセージを受け取ることを約束して安心させてあげましょう。症状のつくり手には、大切なあなたに必要なメッセージを届けるという意図があります。その意図をメッセージとして受け取ることによって、症状として表れる必要がなくなると症状が消えていくというのが、ミンデル博士の考えなのです。

症状は、あなたに大切なことを伝えてくれています。

そのことに感謝を伝えましょう。

Method...6

大切な人が絶望の淵にいたら

呼吸のペーシング〜眠れない夜から解放する

メソッド6では、あなたの家族や大切な人が困難に遭遇し、不安やストレスを強く感じているとき、あなたができる心理的なサポートについてお伝えしたいと思います。

家族や大切な人が不安やストレスを強く感じているときは、「**やってはいけないこと**」と「**やったほうがいいこと**」があります。

やってはいけないことは、不安をあおることです。自分も不安だからといって、例えば「この先、生活していけるのかな?」「子どもの学費を払っていけるかな?」などの言葉をかけてしまうと大切な人をさらに追い詰めてしまうことになります。自分の不安を相手に押しつけないようにすることが大切です。

それでは、自分が不安なときはどうしたらいいのでしょう? メソッド1でお伝えした心の安定・安心を取り戻す方法を使って、まずは自分自身の不安を和らげましょう。感情は伝染します。あなたが不安になると、家族や大切な人も不安になるのです。

自分の心が落ち着いたら、次は「**呼吸のペーシング**」を行いましょう。

ペーシングとは、言語および非言語において相手とペースを合わせるテクニックで、さりげなく相手と呼吸を合わせるのが呼吸のペーシングです。相手に気づかれないように、相手の呼吸を観察し、相手の呼吸のリズムと自分の呼吸のリズムを合わせていきます。

心理学では「類似性の法則」と呼びますが、人間は自分と似たものに無意識のうちに安心感や好感を覚えます。そのため、**呼吸を合わせてもらうと、安心感に包まれた感覚になり、落ち着くことができる**のです。息が合うという言葉があるぐらい、お互いの息がぴったり合うと自分のことをよくわかってもらえている感覚になります。そして安心感に包まれるのです。

前述のように、呼吸と心の状態は密接につながっているため、不安やストレスが強いとき呼吸は浅く速めになっていると思います。そのテンポに合わせると苦しくなるときは、呼吸を合わせる時間を短めにするといいでしょう。

相手とあなたの呼吸のペースが合ってしばらくしてから、あなたが呼吸を深めにしていくと相手の呼吸もそれに合わせるように深まっていきます。

深い呼吸になれば、心も身体も楽になっていきます。呼吸をリードしながら、相手の心を落ち着かせて楽にすることができるのです。

会話をしているときやテレビを見ているとき、あるいは夜ベッドに入ったときに、数分間でいいのでそっと呼吸を合わせてあげてください。不安で眠れない夜から、大切な人を解放してあげることができるでしょう。

姿勢のペーシング～孤独感から救い出す

大切な人の心の苦しみを和らげる方法としては、「姿勢のペーシング」も効果的です。相手に気づかれないように、さりげなく相手と似たような姿勢をとってみましょう。露骨にやると気づかれてしまうので、ほんの少しだけ合わせるのがポイントです。

例えば、相手が足を組んで座っていたら同じ部屋でつま先を組んで座るとか、相手が本を読んでいたら雑誌などを見るのもいいでしょう。

姿勢や行動を合わせてもらうと、人は一体感を感じます。別々のことをしていてもほんの少し気持ちを相手に向けながら似たような姿勢をとるだけで、相手はとても安心するのです。

合わせ技で呼吸のペーシングを同時に行ってもいいですし、姿勢か呼吸のどちらか一方でもかまいません。はじめのうちは自分自身の練習のために、姿勢を合わせたり、呼吸を合わせたりと交互にやってみるといいでしょう。

講座などでは、二人一組になって呼吸のペーシングや姿勢のペーシングを行ってもらい、どのような気持ちの変化があるのかを体験してもらいます。そして、実際に体験した方たちからも「呼吸を数分合わせてもらうとリラックスして眠くなってくる」「姿勢のペーシングをすると一体感を感じることができる」などの感想が多く聞かれます。

どちらもちょっとしたことですが、相手の無意識の領域にアプローチする有効な方法です。コミュニケーションのプロたちも活用している応用範囲の広い方法ですので、ぜひ試してみてください。

心のバランスを取り戻す「どちらでも大丈夫」

家族や大切な人が悩んでいたり、いきづまっていたりするとき、その人の中には「○○でなくてはいけないのに、○○ができない」という葛藤があります。例えば、「資金を調達しなければいけないのに、資金が調達できない」「働かなくてはいけないのに、解雇されてしまって働き口が見つからない」……。そうした葛藤を抱えたとき、人は悩み苦しくなるのです。

葛藤する心を楽にしてあげるには、「どちらでも大丈夫」と伝えることです。先ほどの例でいえば、「資金を調達できたらいいけど、調達できなかったとしても何か方法を見つけていけるから大丈夫」「働き口が見つかったらいいけど、見つからなくてもなんとかなるから大丈夫」など、どちらに転んでも大丈夫なのだと伝えます。

振り子は、両極に振れるからバランスがとれています。それと同じで、**心も両極に振れることを許すとバランスがとれる**のです。悩むのは、それだけ一生懸命考えているということ。心のバランスがとれて楽になると、肩の力が抜けて名案を思いつくものです。

相手の心を楽にする「聞き方」とは？

人は、自分の話をちゃんと聞いて共感してもらえると、心が楽になります。

人は、自分の話をちゃんと聞いてもらえないと、心がもっと苦しくなることがあります。

人は、自分の話を聞いて「それはあなたがいけないよ」などと批判されると、さらに苦しみが増してしまいます。

どうすれば、相手の心が楽になるような聞き方ができるのでしょう。

まずは呼吸のペーシングで、相手と呼吸を合わせながら話を聞きます。これは、多くのカウンセラーも使っているテクニックです。
そして、相手の話しているスピードに合わせてうなずきや相づちを入れながら聞いていきます。自分の考えや気持ちは極力伝えず、「そうなんだね」「そうか」とただただ相手の話を受け取るのです。

相手の言葉や表情などから気持ちが伝わってきたときは、「大変だったね」「苦しいね」と相手の気持ちを言語化しながら聞きます。相手は気持ちを言語化されることでわかってもらえたと感じ、心が楽になっていくでしょう。

もしもあなたが解決策を言いたくなったとしても、相手から「どう思う？」と聞かれるまで待ちましょう。あるいは、相手が十分に話して気持ちが楽になってから、「自分だったらこうするかな～」とさりげなく解決策を口にするなどタイミングを見計らうことが大切です。
心の扉が開かなければ、どんな名案も相手には伝わりません。

「リフレクティブリスニング」で解決策を導く

もう一つ、聞き方のテクニックとしてお伝えしたいのが「**リフレクティブリスニング**」という方法です。

これは、会話の中で、相手が話した言葉の一部分をさりげなく自然な言葉で繰り返すテクニックです。例えば、「これから先のことを考えると不安なんだよ」と相手が言ったら、「不安なんだね」もしくは「不安だよね」と返します。

相手のすべての言葉の一部分を繰り返すなど、繰り返しを連発すると相手に不快な思いをさせる可能性があります。繰り返しの連発は避け、話の節目や重要だと思われる言葉のみを繰り返すようにしましょう。

あなたが繰り返す言葉によって、相手は自分の考えていることを再認識し、考えが次第に整理されていきます。場合によっては、リフレクティブリスニングを使って5～10分ほど話を聞いてもらうだけで、悩み事の解決策が見えてくることもあります。

人にアドバイスをもらいたいときもありますが、自分の納得のいく答えを自分自身で見つけたいときもあります。そうしたときにリフレクティブリスニングで考えの整理をサポートしてあげるとよいでしょう。

「答えは自分の中にある」のですから——。

Method...7

自分の力で新しい未来をつくる

自分にとっての最高の未来とは？

メソッド1～6でお伝えしたさまざまな方法により、立ち上がって前を向き、未来を考えはじめる準備を整えることができたでしょうか？

いよいよこれがあなたに手渡す最後のメソッド、自分の力で新しい未来をつくっていく方法です。

プロローグでもお話ししましたが、未来のシナリオは一つではありません。最悪のシナリオもあれば、最高のシナリオもあって、さらにその間に無限の未来のシナリオがあるのです。

どの未来を現実のものにしていくのか？

それは、あなたの現在の選択によって決まります。

何も選択を変えなければ、今の延長線上にある未来にたどり着く可能性が高いでしょう。最高の未来を現実にするためには、**最高の未来を思い描いて、そ**

の方向に身体の向きを変え、選択し続けていく必要があります。しかも、イイ気分で選択すると、最高の未来に導かれていきます。

未来に提供したい価値を見つけるために

「一寸先は光」

これは、習慣の専門家である佐藤伝さんの言葉です。

「一寸先は闇」だと思うか、「一寸先は光」だと思うかで、未来への感じ方は大きく変わります。新しい未来をつくっていくためには、まず「一寸先は光」だと信じることが大事なのです。

では、あなたにとっての最高の未来は、どのような未来でしょうか？

未来をどのようにしていきたいかを考えるとき、次の4つのステップで考えていくと、自分が何をしたらいいのかが見えてきます。

ＳＴＥＰ１　未来を予測する

未来はどのように変化していくのかを予測し、書き出してみましょう。例えば、人口の変動や地球環境の変化、技術の進化とそれに伴う社会の変化、日本および世界経済の変化、伸びていくであろう業種や衰退すると考えられる業種など、自由に予測して書き出してください。書き出すことは、考えを整理するのに役立ちます。

ＳＴＥＰ２　未来に必要なものは何かを考える

ＳＴＥＰ１で予測した未来に、何が必要になるか、何が不足しているかを考え、アイデアを可能な限り書き出していきます。例えば、予測した未来でどのような問題が起こるか、その問題で困る人たちは誰か、その人たちをどう支援することができるかなどについて考えてみましょう。

ＳＴＥＰ３　自分が未来に提供したい価値を考える

未来の予測と未来に必要なものを書き出したら、その中で自分はどんな価値を提供していきたいかを考えます。「これは無理」と決めつけずに、アイデアはすべて書き出してみましょう。具体的なサービスや商品など、自由に思い描いてください。

STEP4　バリュー・プロポジションに当てはめて考える

自分が未来に提供したい価値を書き出したら、それをバリュー・プロポジションに当てはめて考えてみましょう。バリュー・プロポジションとは、顧客が望んでいる価値に対して、他社は提供できず、自分が提供できる価値の領域を明確化したものです。その領域ならば、あなたならではの価値を提供し、人びとに喜ばれるということです。また、たとえ他社が同じような価値をすでに提供していたとしても、市場のニーズが大きければあなたの提供する価値は喜ばれるでしょう。

ここでお伝えした4つのステップは、経営学の世界的な権威であるピーター・F・ドラッカーの思想を、誰でも実践できるようにつくったものです。2005年にこの世を去ったドラッカーは次のような言葉を遺しています。

バリュー・プロポジション

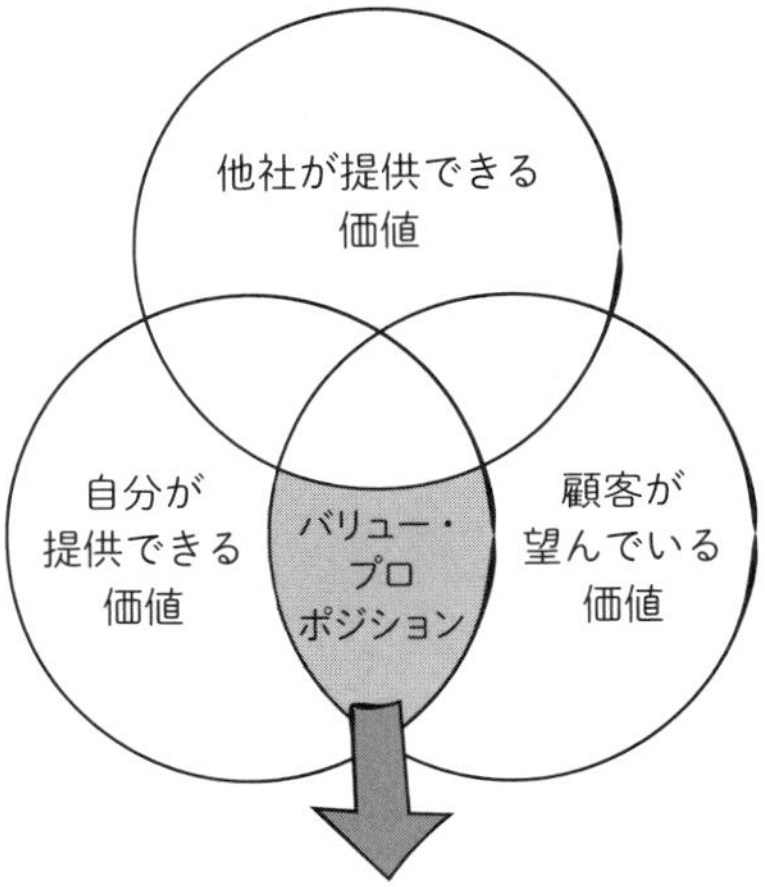

顧客が望んでいる価値に対して、
他社は提供できず、
自分が提供できる価値

自ら未来をつくることはリスクが伴う。
しかしながら自ら未来をつくろうとしないほうがリスクは大きい。
世界の変化はコントロールできない。
できることは、先頭に立つこと。
変化の先に立つこと。

「きっと実現するに違いない」と信じること

自分にとっての最高の未来を思い描けたなら、次は自信を持って「夢は叶う」と信じることとです。実は、どれだけ信じているかによって、夢が実現する確率は大きく変わってくるのです。

解決志向ブリーフセラピーの日本の第一人者である森俊夫さんと黒沢幸子さんの「未来時間イメージレベル」というものがあります。

これは、未来時間をイメージするレベルには3つの段階があって、そのレベルの違いが夢の実現の可能性に大きく影響するというものです。

レベル1は、「こうすべきだから未来もこのようにしなくてはいけない」と考えている段階です。このレベルにいるときは、考えている未来が自分の内面の欲求と反するため、抵抗感を覚えることになります。

レベル2は、「こうなったらいいな。でも無理かも」という気持ちで考えている段階です。考えている未来は自分の内面の欲求には合っていますが、あきらめの気持ちが邪魔をして実現のための行動を阻んでしまいます。

レベル3は、「きっと実現するに違いない」と実現することを確信している段階です。このレベルにいるとき、実現を阻むものはありません。実現することを前提に行動することができるので、夢が実現する確率も上がるのです。

私たちは、知らず知らずのうちにレベル1やレベル2になってしまっていることがあります。そんなときは、「きっと実現するに違いない」と何度でも言葉にしながらレベル3に自らの気持ちを切り替えてください。

「きっと実現できるに違いない」と未来を信じることができれば、行動に移していく勇気へとつながっていくことでしょう。

未来の自分は、そこへたどり着く術を知っている

未来時間イメージをレベル3に切り替えたら、次は夢を実現するための方法を見つけていきましょう。

今のあなたには、夢を実現するための方法が見えていないかもしれません。でも、〝あの人〟ならば、その夢へたどり着く術を知っているはずです。

〝あの人〟とは、夢を実現した、未来のあなたです。未来のあなた自身に「どうすればそこにたどり着けるの？」と聞きに行きましょう。

そのためのレッスンが、想像上のタイムマシンをイメージして、あなたの夢が叶った未来を見に行くイメージワークです。

頭の中に思い描くだけなのですが、夢を実現した未来の自分の姿を見ると、夢を叶えたい気持ちが高まり、行動する勇気が湧いてきます。しかも夢を実現する方法を未来の自分が教えてくれるので、さらにチャレンジする力が湧き上がってくるのです。

①行き先を決める

まずは行き先を決めます。どのような夢が叶った未来に行くのか、それは何年後の何月何日何時頃で場所はどこなのかを決めます。例えば、3年後の5月11日の午前10時、あなたが立ち上げた新しい事業がたくさんの人を笑顔にしている未来などです。目的地がわからないとタクシーも走り出せないように、潜在意識もあなたを未来に連れていくことができません。だいたいで大丈夫なので、直感で決めましょう。行き先が決まったら、夢が叶った未来への旅をスタートします。

②タイムマシンをイメージする

目の前にタイムマシンがあるところをイメージしてください。どのような形なのかイメージし、そのタイムマシンに自分が乗り込んでいるところを想像します。

③タイムマシンで夢が実現した未来に行く

あなたを乗せたタイムマシンは、あなたが望む未来の方向に向かって

ゆっくりと動きはじめます。タイムマシンはどんどんスピードを上げ、
やがてあなたの夢が叶った未来に到着しました。
周りには何が見えるでしょうか？
あなたはそこで何をしていますか？
他には誰がいますか？
どのような音が聞こえていますか？
それは誰かの話し声でしょうか？
それとも、その環境から聞こえてくる音でしょうか？
そのとき、あなたの身体感覚はどのようですか？
これらの質問に答えながら、未来の光景を詳細に観察してみましょう。

④夢が実現した未来の自分からヒントをもらう

夢が実現した未来のあなたに、「どうすればそこにたどり着けるの？」
と質問して、夢を実現するためのヒントをもらってください。そして、
大切なことを伝えてくれた未来のあなたに感謝を伝えましょう。

⑤夢が実現した未来の自分からメッセージをもらう

夢が実現した未来のあなたから、今のあなたに一言メッセージをもらいましょう。

⑥目印を一つ決める

いつでもその場所に戻ってこられるように、目印を一つ決めましょう。目印は、そこで見える象徴的なものなどです。目に飛び込んでくる何かを一つ選んでください。

⑦現在へと戻ってくる

それでは、もう一度タイムマシンに乗って、「今、この場所」に戻ってきてください。

⑧メモに記録する

今見てきたものや伝えてもらったことを忘れないうちにメモしておきましょう。

このイメージワークを行うと、人によっては思ってもみなかった幸せな未来が見えます。潜在意識には夢を実現するためのヒントが無限にあり、このワークを行うことで潜在意識にある自分に必要な情報が得られるのです。

夢が叶わないかもしれないと不安に思ったときは、いつでもこのワークで見た未来の景色を思い出して希望と勇気をもらいましょう。そして、未来へ向け力強く歩んでいってください。

最後に、未来へ向かって歩んでいくあなたにこの言葉を贈ります。この言葉を聞くたびに、私は胸が熱くなり、大きな勇気が湧いてきます。

あなたがこの世で見たいと願う変化に、
あなた自身がなりなさい。

マハトマ・ガンジー

付録　困難を乗り越える勇気をくれる言葉

自分で自分をあきらめなければ
人生に「負け」はない。

斎藤茂太

這い上がろう。負けたことがあるというのが、いつか大きな財産となる。

井上雄彦（『ＳＬＡＭ ＤＵＮＫ』作者）

苦しいことの先に、新しい何かが見つかると信じています。

イチロー

人生をマイナスから出発したと考えれば、
あとは右肩あがりのプラスで行くしかない。

宗次德二（ＣｏＣｏ壱番屋創業者）

船の行き先を決めるのは、風の向きではない。
帆の張り方である。

サイモン・クーパー（ザ・リッツ・カールトン・ホテル・カンパニー元社長）

最悪の事態には、必ず相応のチャンスが眠っているものだ。

尾田栄一郎（『ＯＮＥ ＰＩＥＣＥ』作者）

すべての困難は、あなたへの贈り物を両手に抱えている。

リチャード・バック（『かもめのジョナサン』著者）

次にどんな夢を描けるか。それが重要だ。

スティーブ・ジョブズ

人間の可能性というものは
本人が常識のレベルで考えているよりはるかに高いところにある。

ジョセフ・マーフィー（「マーフィーの成功法則」提唱者）

人のために灯をともせば、自分の前も明るくなる。

日蓮

雲の向こうは、いつも青空。

ルイーザ・メイ・オルコット（『若草物語』著者）

おわりに

最後までお読みいただき、ありがとうございます。

2019年末、中国湖北省武漢市において病原体不明の肺炎患者が発生し、後にそれが新型コロナウイルス感染症（COVID－19）によるものと判明しました。感染は武漢市内から中国各地へ、そして世界へと拡大し、2020年3月にはWHO（世界保健機関）が「パンデミック（世界的な大流行）」と宣言しました。

新型コロナウイルス感染拡大は、私たちの暮らしを直撃しました。2020年3月以降に予定されていた講演がすべてキャンセルになり、いつになったら活動が再開できるだろうと不安を感じたとき、私と同じように仕事がキャンセルになったり、仕事を失ったりする人が何万人も出てくるであろうと思いました。そして、その人たちも私と同じように不安を感じているのではないか、出口の見えないトンネルの中で絶望感を抱えているのではないかと思ったのです。

心の取り扱い方の専門家として今何ができるだろう。どうしたら出口の見えないトンネルにいる方たちに光を届けることができるだろう――。そんなことを来る日も来る日も考えました。そして、不安や絶望感を抱えている方が、絶望から立ち上がり、ふたたび前を向き、そして新しい未来へと歩き出すために、心理学の領域から世界の智恵を伝えたいという考えにたどり着いたのです。

大きな困難に遭遇するたびに、私たちは不安や恐れが大きくなって感情的になります。被害者意識が強くなり、不平不満を言うようになります。絶望にうなだれることもあります。

しかし、それだけでは自分の望む未来をつくることはできないのです。

私たちは何度でも立ち上がることができます。

私たちは大きな困難からさえも学び、成長することができます。

そして、私たちは、私たち自身の新たな人生のフェーズをつくることができるのです。


すべての出来事にプラスの意味があるのだとしたら、あなたにとってこの出来事のプラスの意味は何でしょう？

この出来事を最大限に活用して学び、成長できるとすれば、あなたにとってそれはどのような学びであり、成長なのでしょう？

閉じるドアがあれば、必ず開くドアもあるのだとしたら、あなたの人生に開こうとしているドアはどのような可能性に向かうドアなのでしょう？
人生の谷に天命があるとしたら、あなたの天命は何でしょう？
あなたのハートが喜ぶことは何でしょう？
あなたの魂が求めるものは何でしょう？

どれほどの変化が起きようとも、その変化に適応しつつ、自分のできることを必要な人に届けながら、あなたのハートが望む未来をつくっていってください。あなたにはそれができます。

この本でお伝えした内容が少しでもあなたの心を楽にしてくれますように、少しでも前向きな気持ちにしてくれますように、そしてあなたが望む未来をつくるために役立ちますようにと願い続けています。

執筆にあたり、多くの皆様に感謝しています。

私に心理学の素晴らしさを教えて、心の闇に光を届けてくださいました社会産業教育研究所の岡野嘉宏先生に心から感謝しています。

筑波大学で落ちこぼれていた私を励まし続けてくださいました指導教官の板垣了平先生に心から感謝いたします。千葉大学大学院で指導してくださり、本を出版する勇気をくださいました上杉賢士先生に心から感謝しています。

世界の心理学の素晴らしさを教えてくださった鈴木信市先生、クリスティーナ・ホール先生、ロバート・ディルツ先生、リチャード・ボルスタッド先生、アーノルド・ミンデル先生、ロクサーナ・エリクソン先生、アサラ・ラブジョイ先生、チャンパック先生に心から感謝しています。

「人生の一寸先は光なのだ」と教えてくださった習慣の専門家

の佐藤伝さんと、「自分の人生の何が周りの人を幸せにできるのか？」という問いを持つことの大切さを教えてくださいました人とホスピタリティ研究所の高野登さんに心から感謝しています。

いつも私の相談にのり、的確なアドバイスをくださいましたプレジデント社の金久保徹さん、桑原奈穂子さんに心から感謝しています。

いつもそばにいて支えてくれる子どもたちと家族に心からありがとう。

そして、この本を読んでくださったあなたに心から感謝しています。

2020年7月　安曇野にて

加藤史子

加藤史子（かとう・ふみこ）
メンタルトレーナー／米国NLP協会認定トレーナー
筑波大学体育専門学群卒、千葉大学大学院学校教育臨床課程修了。心が傷つきやすく、会社員のときはストレスから病気になり、さまざまな身体症状や心の苦しさに悩む。自分の心を楽にするために心理学を学びはじめる。世界中の心理学のメソッドを自分自身に試しながら、ストレス解消に役立つ心のスキルを構築する。日常生活で簡単に活用できるメンタルメソッドを開発し、講演や講座、執筆活動で伝えている。現在はオンラインこころ講座やオンラインカウンセリングも行っている。二児の母。著書に『人生を整える「瞑想」の習慣』（日本実業出版社）、『ストレスをすっきり消し去る71の技術』（東洋経済新報社）、『こころが晴れて元気になるごきげんメソッド66』（水王舎）、『Change The Label～人生を変える「自信」のつくり方』『あがっても大丈夫！　3秒であがり症を克服する技術』『奇跡を呼ぶ！　無敵のスポーツメンタル』（ごきげんビジネス出版）など多数。
■ 加藤史子公式HP　http://www.kokoro-genki.net/
■ 加藤史子YouTubeチャンネル　「加藤史子のこころ元気レシピ」「心のビタミンチャンネル　不安になっても大丈夫！　10分で悩み解決！」
■ iTunes　「ストレス、不安、悩みを解消。メンタルトレーナー加藤史子の『人生を整える瞑想の習慣』」など

HEART THINKING
困難をチャンスに変えるメンタル
～7つのメソッド～

2020年8月1日　第1刷発行

著者　加藤史子
発行者　長坂嘉昭
発行所　株式会社プレジデント社
〒102-8641
東京都千代田区平河町2-16-1 平河町森タワー13階
https://www.president.co.jp/　https://presidentstore.jp/
電話　編集03-3237-3733
販売 03-3237-3731
販売　桂木栄一、高橋 徹、川井田美景、森田 巌、末吉秀樹

装丁　鈴木美里
イラスト　菅沼遼平
校正　株式会社ヴェリタ
制作　関 結香
編集　金久保 徹、桑原奈穂子

印刷・製本　大日本印刷株式会社

ISBN978-4-8334-5157-4
Printed in Japan